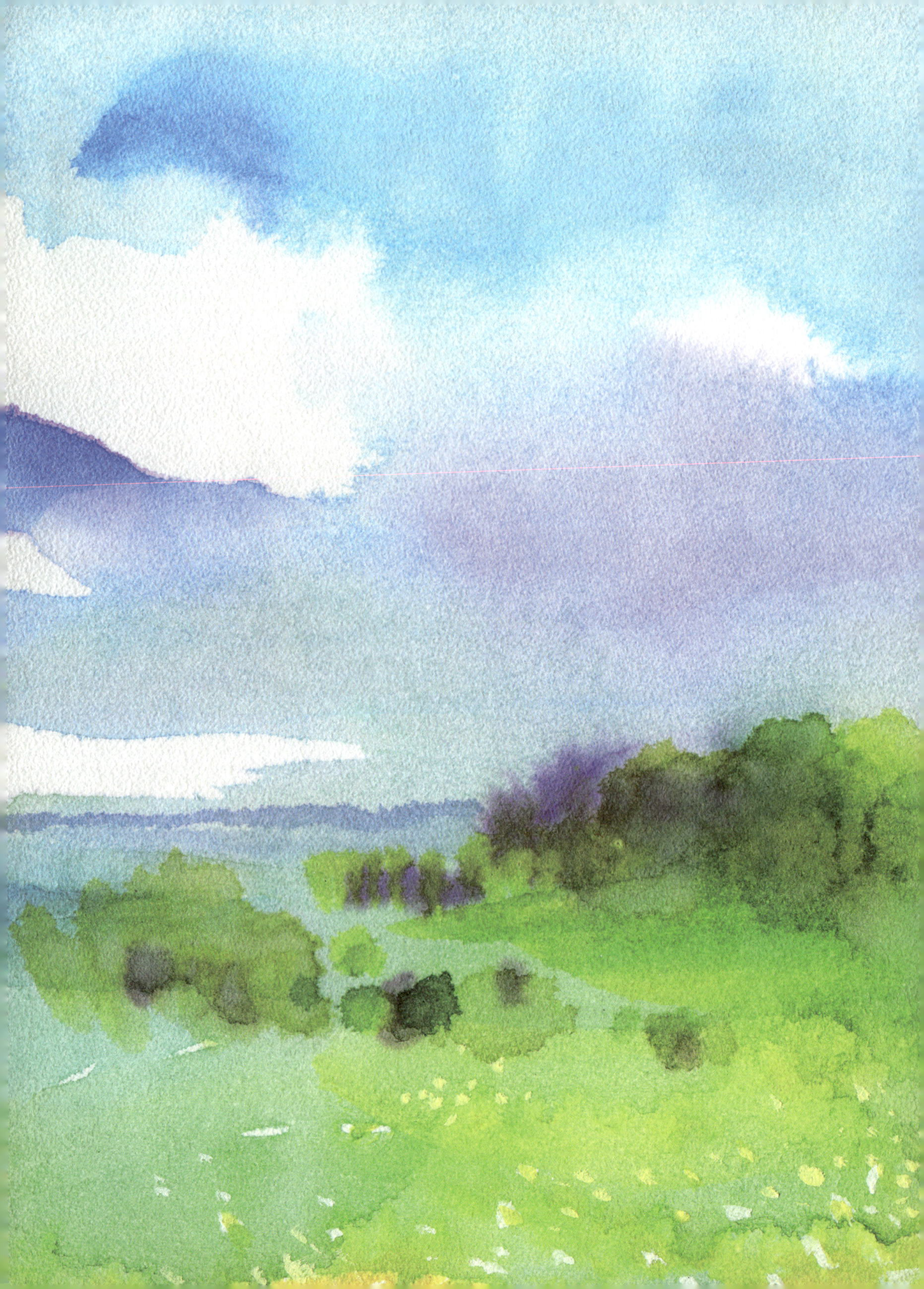

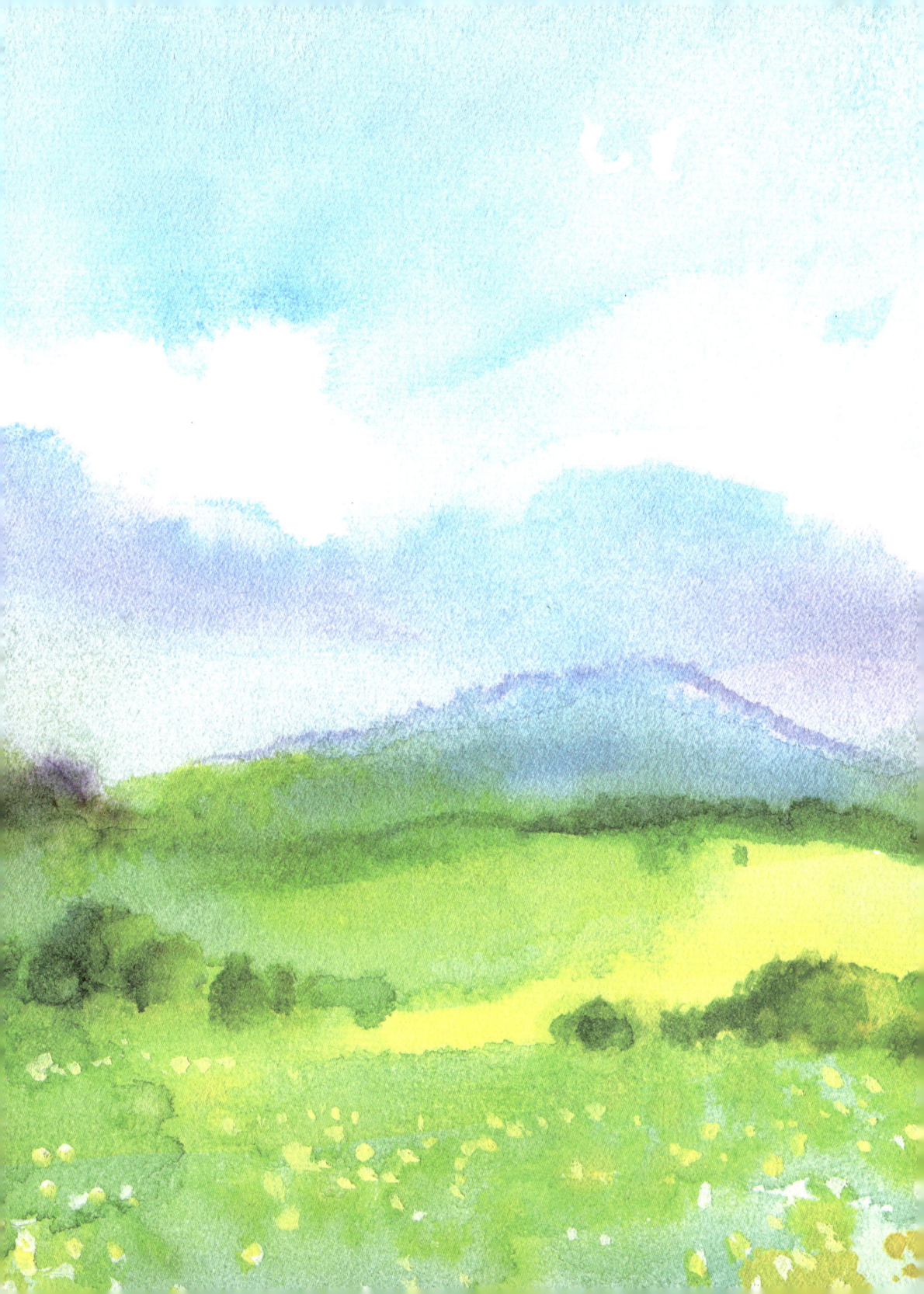

把壓力、焦慮、惶恐、不安
轉交給藝術，卸下傷痛，撫慰身心

修復情緒的
100個創作練習

Essential Art Therapy Exercises
Effective Techniques to Manage Anxiety, Depression, and PTSD

莉亞・古茲曼 ── 著　洪慈敏 ── 譯
Leah Guzman

本書獻給正在受苦之人。
願藝術引領你走向復元道路。

|推薦序|

享受身心與藝術碰撞的火花
…… 008

|前言|

創作「中」與「後」，
都能給予不同程度的情緒修復
…… 011

第 1 章

修復情緒的創作練習

認識藝術治療

- 藝術治療的歷史 …… 016
- 藝術治療的優點 …… 017
- 藝術與治療的關係 …… 020
- 如何從創作中獲得修復？ …… 021
- 創作練習前的準備 …… 024
- 10個暖身創作練習 …… 027

第 2 章

畫出心中的模樣

21個彩繪＆素描創作

- 動物嚮導 ⋯⋯ 036
- 感受圓盤 ⋯⋯ 038
- 情緒風景 ⋯⋯ 040
- 橋樑隱喻 ⋯⋯ 042
- 理想的生活 ⋯⋯ 043
- 安全地帶 ⋯⋯ 044
- 身體情緒地圖 ⋯⋯ 046
- 獲得力量 ⋯⋯ 048
- 癒療象徵 ⋯⋯ 049
- 創傷時刻 ⋯⋯ 050
- 心中的花園 ⋯⋯ 051
- 人生隱喻 ⋯⋯ 052
- 觸動心弦 ⋯⋯ 053
- 肯定自我 ⋯⋯ 054
- 家庭成員 ⋯⋯ 055
- 彩繪曼陀羅 ⋯⋯ 056
- 力量盾牌 ⋯⋯ 058
- 感受圖表 ⋯⋯ 059
- 想像力大冒險 ⋯⋯ 060
- 壓力的模樣 ⋯⋯ 062
- 築起界線而非高牆 ⋯⋯ 063

第 3 章

APP修圖也可以

20個數位＆攝影創作

- 轉印自畫像 ⋯⋯ 066
- 理想自我 ⋯⋯ 067
- 美夢成真的電影 ⋯⋯ 068
- Pinterest情緒板 ⋯⋯ 069
- 肯定圖像 ⋯⋯ 070
- 三幅自拍照 ⋯⋯ 071
- 家庭紀念冊 ⋯⋯ 072
- 數位手札 ⋯⋯ 073
- 改變形象 ⋯⋯ 074
- 悲傷面貌 ⋯⋯ 075
- 大自然隨走隨拍 ⋯⋯ 076
- 拍一張感受 ⋯⋯ 078
- 過去、現在與未來 ⋯⋯ 079
- 三階段焦慮快照 ⋯⋯ 080
- 正能量拼貼 ⋯⋯ 081
- 想像力P圖 ⋯⋯ 082
- 說說你的故事 ⋯⋯ 084
- 迷你療癒電影 ⋯⋯ 086
- 拍下安全地帶 ⋯⋯ 087
- 創意心靈線上靜修 ⋯⋯ 088

第 4 章

捏一隻暖心手掌

20個雕塑＆縫紉創作

- 感受雕塑 …… 092
- 鋁箔人偶 …… 093
- 化腐朽為神奇 …… 094
- 花言花語 …… 095
- 私人聖壇 …… 096
- 守護玩偶 …… 098
- 情緒面具 …… 100
- 減壓接地石 …… 102
- 家庭雕塑 …… 103
- 痛苦之身 …… 104
- 五彩經幡 …… 105
- 夢想之盒 …… 106
- 集合藝術 …… 107
- 希望之盒 …… 108
- 療癒之心 …… 109
- 回憶的紀念品 …… 110
- 優點圈圈 …… 111
- 不完美的碗 …… 112
- 情緒收納盒 …… 113
- 倖存者手模 …… 114

第 5 章

來一段生命書寫

15個創意寫作練習

- 舊去新來 …… 118
- 克服恐懼 …… 119
- 人生損益表 …… 120
- 重述故事 …… 121
- 情緒感受詩 …… 122
- 文字曼陀羅 …… 123
- 豁然開朗 …… 124
- 生命時間軸 …… 125
- 最好的下一步 …… 126
- 自我對話 …… 127
- 滋養內在之杯 …… 128
- 擁抱長處 …… 129
- 夢想視覺化 …… 131
- 內在小孩 …… 132
- 感恩的心 …… 133

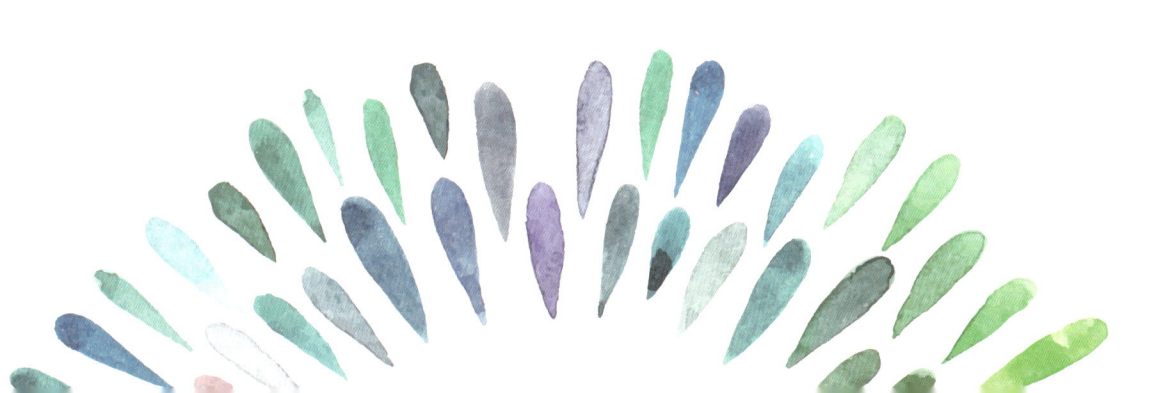

第 6 章

亂中有序的心緒

14個複合媒材拼貼創作

- 生命之書 …… 136
- 夢想拼貼 …… 137
- 當下的感受 …… 138
- 焦慮集合物 …… 139
- 衛生紙拼貼 …… 140
- 內與外的結合 …… 141
- 我想成為「　」…… 142
- 安全感拼貼 …… 143
- 目標摺疊書 …… 144
- 恐懼的總和 …… 145
- 需求拼貼 …… 146
- 罪惡與羞恥 …… 147
- 思緒整理 …… 148
- 「我是」拼貼 …… 149

謝辭 …… 150　　參考資料 …… 151

推薦序

享受身心與藝術
碰撞的火花

「寶慧老師，我的孩子在想什麼？」、「治療師，妳一定很會畫畫喔！」臨床工作上，時常遇到家長提出這樣的疑問；或在演講的場合，收到許多類似的詢問。

身為藝術治療師，除了針對個案的狀況提供輔療與親職建議外，嘗試去協助個人或家長理解藝術治療是什麼，並且分享如何在離開治療室後持續在生活中應用，也是重要的工作內容之一。

而隨著家長與個案間、家庭與藝術的互動逐漸增加，往往能為孩子身心的成長與家庭和諧的氣氛帶來令人驚喜的助益。

整合多元媒介，發揮藝術治療的可能性

表達性藝術治療除了是臨床工作中讓工作者更了解眼前需要被接納、被同理的人們的方式之一，透過繪畫、音樂、書寫、遊戲、各種跳脫批判的多元藝術創作，都能讓創作者與觀賞者更貼近心靈深處的內在世界，並從而將之作為起點、展開一段接納自己的探索與療癒的歷程。

近年來，隨著文化的快速更迭、網路科技改變多數人的生活與作息，人們

逐漸習慣將困惑拋諸腦後，並渴望透過立即解決或以其他時髦又精明的事物，獲得滿足與自我刺激，於是我們的力量越來越難從自己身上獲得，越來越需要藉由外在給予，不少人因此在獨處時感覺焦慮，處於人群中也備感壓力。

過往介紹藝術治療的技巧或活動的書籍，大多著眼在排除科技、最為單純與直接創作的方式，但隨著時代日新月異，我期待有整合更多元媒介、創作方式的藝術療癒活動的書籍問世，所以當出版社分享這本書時，非常開心；深入閱讀後，更感受到這本書帶來的活力！

探索藝術療癒的歷程

藝術治療專業的發展，在歐美國家行之有年，作者本身兼具藝術教育和藝術治療的專業背景，並累積了豐碩的學術與臨床經驗，書中呈現的並不是臨床實務藝術治療工作上的方式（有專業人士在旁），而是先透過看似簡單、容易動手但饒富趣味與創意的創作活動，再引領讀者去了解；因為，在看似簡單的圖樣背後，其實可以探索許多精彩且特別的想法。

此外，練習詮釋當下創作的所思所行，更能充分地展露自我，暢快揮灑，進而達舒緩壓力、自我賦能與回饋的功效！

若能在適當的時間與場合，透過彼此分享每一個創作背後故事的呈現，不僅會得到更多的體會，也會發現每個人的內在往往比我們以為的更豐富，更多采多姿。當然，自我揭露（self-disclosure）需要勇氣也需要被接納，窺見了生命故事的同時，也是見證成長歷程最重要的時刻。

一起進入藝術療癒的世界

在閱讀過程中,我感受到作者的用心,更感動於作者試著用平實且詳細的詞彙寫出一本人人都看得懂也能上手的專業書籍!它可以是閒暇之餘,自娛娛人的獨處練習,也可以是家庭間、朋友圈的互動遊戲,甚至是工作者的專業建議,相信每個人都能從中獲得不同的領會與收穫。

做為藝術治療的實務工作者與推廣者,使我與此書有更早相遇的機緣,我很高興能與基於各種原因而翻開書頁,與開始閱讀的你分享此書,並祝福每一位讀者都能透過書中介紹的創作活動,去體會當身心與藝術碰撞時所摩擦出的美麗火花。

邱寶慧

(藝術治療師)

前言

創作「中」與「後」，
都能給予不同程度的情緒修復

　　我撰寫這本書的用意，是希望為個案創造一個安全的環境，使其有創意的表達情緒，同時建立起生命的新契機。藝術，是我經歷身心動盪不安時的發洩管道，也是面對人生挑戰時的第一道防線，更是讓生活維持平衡的日常功課。

結合認知行為法的藝術治療

　　我總是以身作則。我的使命是支持、幫助他人透過創意達到身心靈合一；助人發揮真正潛能並遠離苦難是一種極大的滿足感。身為美國藝術治療證照委員會認可的註冊藝術治療師（ATR-BC），現在，我經營一家私人診所，提供面對面或線上服務給所有需要幫助的男女老幼。而我的青少年個案多半來自緊急庇護所和少年監獄的高危險群，也有一般公立學校的孩子。

　　另外，亦接觸過眾多受焦慮、憂鬱和創傷之苦的成年人；而工作之餘，我也在精神醫療機構及婦女庇護所服務。

　　我的臨床經驗為運用認知行為藝術治療法，治療憂鬱、焦慮和創傷後壓力症候群。所謂的認知行為法，包括正念練習和冥想；這些也是進行藝術治療時一併會使用的方法。

將內心感受視覺化，有助提升心理狀態

藝術治療，能讓當事人得以將內心的想法視覺化，學習以新的方式改變思維模式，帶來全新視野。而本書提供的創意技法和主題，有助緩解憂鬱、焦慮和創傷後壓力症候群。若你是心理健康從業人員，不妨在帶領個案進行活動前先自行練習看看、感受一下。若為獨自練習，也請花點時間記錄並反思想一想，如此，不論是對你個人或個案的心理狀態察覺，都會有更好的幫助。

期盼本書能成為洞察、自我表達、正念、接納和自我疼惜的出發點。

明確來說，這些練習的目的是提供想法和感受的視覺呈現。只要知道自己能掌控想法以及如何去感受，我們的行為就會受到影響。大家都可以學習用新的方式應對人生中的各種突發狀況。

放下對於作品的批判，「表達」才是關鍵

事實上，藝術治療並不僅適用於具有藝術氣質的對象，即便你自認為跟藝術完全扯不上關係也會得到幫助。我認為，任何願意學習如何培養自我覺察的人都能從「藝術治療」中獲益。

因此，對於藝術創作的新手，或是從未接觸過藝術的人而言，其重點在於過程而非結果。要達到這一點必須先放下批判，因為去評斷一件作品好壞，就是遏止創意的過程。在這裡「表達」本身就是價值所在：它得以讓人洞察情緒和行為。換言之，透過藝術創作來表達情緒是一種真正的淨化和解放。

最後，建議大家先試一試第一章結尾的暖身練習，花點時間放鬆一下。只

要能敞開心胸向內探索,藉由不帶批判的創作練習來尋找面對人生的新方式,那麼轉變就會發生,世界也會開始有了變化。然而,若批判的想法還是出現了,那就承認其存在但不必回應也無妨,因為它們就只是一些想法而已。

　　總的來說,只要保持清楚的目標,運用這些練習自我療癒,學習以新的方式自在地活在世上,就能擁有更開闊的眼界。

莉亞・古茲曼

(本書作者)

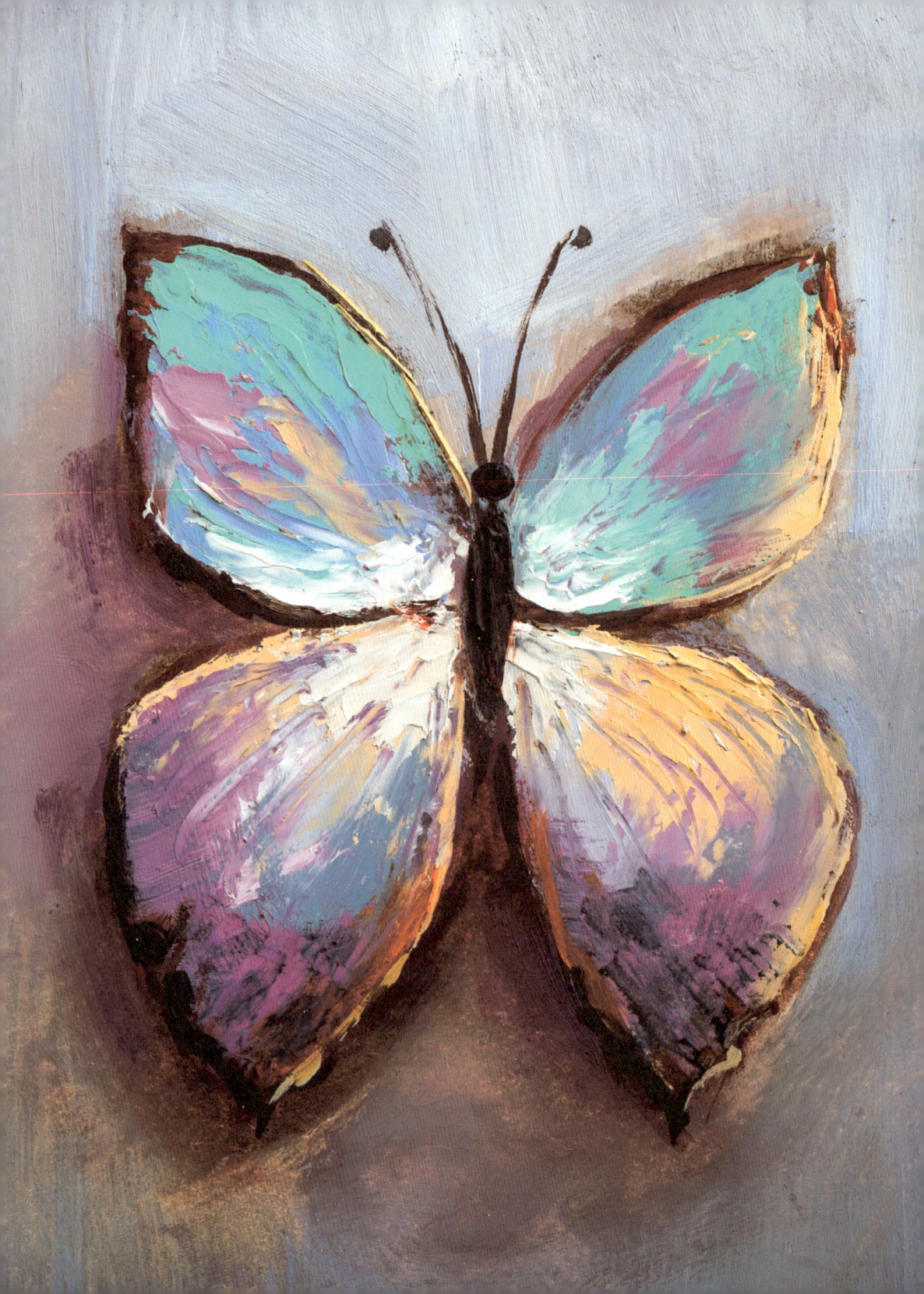

第 1 章

修復情緒的
創作練習

認識藝術治療

藝術治療，是一種治療情緒和行為障礙的精神療法，
運用藝術和心理學來協助改善人生。
在藝術創作的過程中，參與者得以表達情緒並治癒
焦慮、憂鬱或創傷後壓力症候群的肇因。
而藝術治療師，則是具碩士學位的臨床醫師，經過專業訓練與參與者建立治療關係，
協助他們增進認知、自我覺察、自尊並強化應對和社交技能。
而本書的修復情緒創作練習，
包含一系列的拼貼、縫紉、素描、彩繪、雕塑、寫作與攝影等
各式媒材的創作，以求全方位符合治療目的和情緒需求。

藝術治療的歷史

藝術一直以來都是人類溝通的一種方式，起源可追溯至在西班牙被發現的第一個洞穴壁畫，具有數千年歷史；藝術的視覺語言至今仍在日常生活中扮演著重要角色。生活周遭處處可見圖像，不管是走在街上看到號誌燈，或是坐在家裡沙發上網，藝術都無所不在。而藝術治療是一項有用的工具，幫助我們理解這個世界。

根據「GoodTherapy」（https://www.goodtherapy.org/）網站上的文章〈藝術治療〉（Art Therapy），藝術治療的起源在20世紀，並同時被記載於歐洲和美國。英國藝術家、作家兼藝術治療師阿德里安・希爾（Adrian Hill）在1942年首創「藝術治療」一詞；他在1938年於一家療養院治療結核病時，認識到藝術的療效，並開始運用在其他病患身上，撰寫《藝術對抗疾病》（譯名，Art Versus Illness）一書記錄他的發現。

另外，這篇〈藝術治療〉文章中，也列出其他對這個領域做出了貢獻的人士。在美國1900年代早期，心理學家、教育家、藝術家兼作家的瑪格麗特・諾堡（Margaret Naumburg）被稱為「藝術治療之母」，她留下許多關於她在精神療法和藝術方面的經驗紀錄。她和其他當代人士共同撰寫書籍並在校園推行藝術治療的運動，促使大學開設藝術治療相關的碩士課程。

除此之外，才華洋溢的藝術家漢娜・克維亞特科夫斯卡（Hanna Kwiatkowska）任職於美國國家心理健康研究院（National Institute of Mental Health），協助家庭透過藝術治療改善關係；藝術教育家佛蘿倫絲・凱恩（Florence Cane）提出了以過程為導向的「藝術即治療法」，聚焦於自我支持、

認同發展以及自我成長改善；伊迪絲・克拉瑪（Edith Kramer）進一步在紐約大學設立藝術治療課程並擔任教授；伊莉諾・烏爾曼（Elinor Ulman）在其他藝術治療刊物還不存在的時期，創立了《美國藝術治療期刊》（譯名，The American Journal of Art Therapy）。

自從首批藝術治療著作問世後，這個職業便不斷成長並在各式各樣的情境下被廣泛視為有效的治療方式。另外，科技的進展催生出網路資訊和線上練習，也進一步讓藝術治療領域擴張。今日，我們也利用科技做為療癒的工具。

藝術治療的優點

藝術治療的目標，為利用創作過程獲得「自我覺察」和「自我反思」，增進個人洞察和情緒掌控能力。藝術作品是想法和感受的視覺紀錄，這些心像可以提供問題的解答，找出感受的源頭。以洞察力做為起點出發，接納這些感受並學習創造新的方式來面對情緒。這個過程的長期目標，包括：強化自尊、自我賦權（編按：自我賦權是個人藉由學習、參與、合作等過程，使其獲得掌控自己本身相關事務的力量，以提升個人生活品質。這個觀念非常重要，它能減少心理壓力、預測正向的健康行為）及面對未來人生挑戰的技能。

認知行為藝術治療領域的研究，證實了藝術治療的目標。羅瑪夏（Marcia Rosal）在《認知行為藝術治療》（譯名，Cognitive Behavioral Art Therapy）著作中指出，實證研究證明認知行為藝術治療法是治療焦慮、憂鬱和創傷後壓力

症候群最有效的方式。認知行為藝術治療的目的，為加強應對技能和適應環境的能力，以面對不同的生活情境。

藝術治療還能提高自尊。完成一件藝術作品能為深受憂鬱之苦的人帶來成就感、賦權感和滿足感。透過對藝術創作的反思和本書的提示，潛意識得以被一窺究竟。

另外，討論作品亦能提高自我覺察。若某人正在對抗憂鬱或焦慮，觀看藝術作品並進行討論能促進自我反思，進而增強自我覺察和自我控制。情緒一旦獲得控制便能強化情緒韌性，而情緒韌性能使人察覺想法及其產生的原因。換言之，具有情緒韌性代表能有效自我調情緒並面對壓力，選擇以建設性的方式管理感受，而不是以毀滅性的方式處理感受，最終導致身心懊悔。也就是說，學會當情緒的主人就會產生療癒效果。

藝術治療也有助於找出情緒壓力的根源，建立積極參與來面對。舉例而言，創傷後壓力症候群患者需要探索與創傷有關聯的觸發點，而透過藝術創作來喚醒記憶是一種認知過程。原則上，創傷後壓力症候群患者必須正視一開始的壓力根源並解開心結，探索這些情緒，使它們整合至心靈，如此才能消化生命經驗，與創傷和解。

此外，藝術治療能增進解決問題的能力，因為有些練習的用意是為了幫助我們找到處事的另類方式。根據羅瑪夏的研究，隨著認知技能提升，問題解決能力也會跟著提升。此外，她發現創意過程還能強化決策，因為在整個藝術創作的過程中，有許多機會可以決定使用哪些顏色、細節和排版。

除此之外，團體藝術治療的效果亦佳，因為它讓參與者在療程中，多了練習溝通、增進社會化的機會。在團體藝術治療中，我最喜歡的部分是大家互相討論自己作品的意義：當一個參與者分享自己的故事時，其他成員也有機會在

個人層面上，更了解他們；而其他成員透過傾聽、回饋和建議所給予的支持，在此過程能帶來十分有效的關係連結和社群意識提升，對於情緒管理上，都有極大的益處。

不只有益心理，也有助身體健康

藝術治療對心理健康有無數好處，對生理福祉亦具有正面功效。壓力每天都會從身體狀況反映出來，其症狀可能有頭痛、背痛、肌肉緊繃、肩頸痠痛、神經性胃炎、疲勞、高血壓、飲食過量或失眠。學著找出壓力根源並面對它，就能帶來更健康的生活方式。

根據2016年吉里賈・凱莫（Girija Kaimal）的研究指出，藝術已被證實對降低受試者的壓力程度具有正面影響。

在這項研究中，受試者在創作藝術前先測量壓力荷爾蒙皮質醇，經過45分鐘的藝術創作後再測一次，結果比對顯示75%受試者其皮質醇濃度，在藝術創作後降低了。最有意思的是，這些受試者並沒有任何藝術創作的背景或經驗。

由此可見，藝術創作的過程有助於緩解身體壓力，即使你自身並沒有意識到。此外，我在執業時發現大部分的參與者都很享受這個過程，但卻很難在日常生活中找時間進行這樣的減壓創作，而這正是本書誕生的原因之一。

藝術與治療的關係

對於藝術治療該如何運用於療程中，有兩種看法：「藝術即治療」（art as therapy）和「藝術於治療」（art in therapy）。

「藝術『即』治療」被視為成品導向，因為創造出一件具有美感的藝術作品能令人感到滿足；創造作品的動作本身就是一個目的。創作的過程可以培養自我覺察、提高自尊並增進個人成長。舉例而言，我用陶土做出了一個馬克杯，這個馬克杯讓我感覺良好，因為我創造了它，自尊進而提升。

至於**「藝術『於』治療」的背後用意，則是做為精神療法的工具，用來深入挖掘情緒並探索感受和想法**。延續剛才的馬克杯比喻：這個馬克杯對我來說代表什麼？我想要獲得什麼感受？我要怎麼運用這個馬克杯緩解焦慮？焦慮產生時我可以泡一杯茶嗎？

本書將提供許多藝術「於」治療的技巧。藝術是一種挖掘潛意識的符號語言。過程、形式、內容和詞語聯想，能透露出一個人的生活正在發生什麼事。這個方法有助於解決情緒衝突、發展洞察力並學會駕馭人生的新技能。

由此可見，藝術治療能有效緩解焦慮、憂鬱和創傷後壓力症候群。

根據美國國家心理健康研究院，焦慮是一種出現在生活中不同面向的感受，且經常是身體健康與否的預期結果。一般常見的焦慮，經常出現在擔心人際關係或工作課業表現；當這種擔心過度時，它就會成為一種病症，而認知行為藝術治療能提供不同方式，應對焦慮情境。

至於憂鬱症，美國國家心理健康研究院將其定義為一種嚴重情緒障礙，必須影響日常活動至少兩星期。症狀包含悲傷、易怒、罪惡感或無價值感、食欲

改變、睡眠困難（或嗜睡）、活力降低、疲勞以及出現死亡或自殺的想法。認知行為藝術治療法能改善與憂鬱症狀相關的思維模式。事實上，藥物管理加上藝術治療已被確立為憂鬱症的最佳療法。

而創傷後壓力症候群，根據美國國家心理健康研究院的定義，則是經歷了驚嚇、可怕或危險事件後所產生的病症。在創傷情境下感到害怕是很自然的，因而戰鬥或逃跑是自我保護的典型反應。大部分的人會自然復元，但有些人遠離危險後仍會持續感到壓力或驚恐。認知行為藝術治療法能透過不同媒介處理創傷事件，讓當事人得以消化情緒，使過去的事件不再難以承受。

另外，研究也顯示當人們透過日誌練習感恩時，在工作上比較不會感到疲累不堪，也會睡得比較好，甚至生理健康出了問題也能較快痊癒。根據加州大學洛杉磯分校（UCLA）正念意識研究中心（Mindfulness Awareness Research Center）的研究顯示，「心存感恩」能增進大腦灰質的功能，對中樞神經系統具有正面影響。

如何從創作中獲得修復？

藝術作品的詮釋，包含對藝術所有面向的瞭解，且重點是在過程中不帶任何批判。藝術是主觀的，每個人都會產生自己的投射。反思藝術最重要的部分是讓創作者以言語表達出其中的關聯，例如：藍色可能對某個人來說會聯想到悲傷，但對另一個人而言則代表自由。

在此請注意,專業治療師受過廣泛訓練並具有紮實臨床技能,因而得以提供創作和處理藝術的安全經驗。若詮釋藝術時出現問題或疑慮,強烈建議求助或諮詢訓練有素的藝術治療師。

無論是在團體環境或一對一療程,最重要的第一步是在提出問題之前別驟下結論。務必採開放式問題,避免投射或給予藝術作品個人詮釋。

以下是幾個開放式問題範例。建議留下紀錄供後續參考,可以寫在日誌中或作品的背面,以方便檢視作品的時候能隨時提問:

* 你會怎麼客觀的形容這個圖像(線條、形狀、物體、使用的顏色)?
* 你在創作時有什麼感受?
* 你會怎麼用「我」來形容一部分的作品?
* 作品的不同部分,如何互相溝通並凝聚成一個整體?
* 這些顏色對你來說代表什麼?
* 你會為作品取什麼名字?這個名字背後的思考過程是什麼?
* 這件作品跟你現在的人生有什麼關聯?
* 如果這件作品要傳達一個訊息給你,內容會是什麼?

此外,詮釋藝術時應注意幾個視覺指標,包括:

* 過度塗改
* 空間使用
* 物體之間的關係
* 不見的身體部位

引導想像力自由發揮,很重要

引導想像,可以用來引起感受或發展問題解決技能的言語敘事。視覺化可以用來讓心情放鬆或平靜,或顯現生活狀況;視覺化也可以是探索如何應付現狀的工具。大部分進行視覺化的方式為閉上眼睛,想像一幅景象然後畫出來。

* 缺手缺腳
* 身體上的記號
* 線條品質
* 缺乏顏色
* 顏色關聯

在一段治療關係中,治療師必須創造安全的環境,讓個案建立信任並敞開心胸。藝術創作可能帶來沉重的情緒反應,如:羞恥、罪惡、悲傷、憤怒或冷漠感等。訓練有素的治療師會引導療程並鼓勵和支持參與者將情緒昇華。若使用本書時出現難以承受的情緒,請洽美國藝術治療協會網站(arttherapy.org)的專業治療師(編按:台灣讀者可洽台灣藝術治療學會網站:https://www.arttherapy.org.tw/arttherapy/tw/,尋求建議和指導)。

創作練習前的準備

開始進行藝術治療前,請先考量幾個因素。若你選擇尋求專業藝術治療師的幫助,一定要安排自我照護的時間。療癒和自我覺察是隨著時間自我發展的過程,藝術治療師會根據你的需求設計治療目標和特定練習。與此相對,若選擇自己使用本書的練習,你也會需要考量時間、蒐集材料、尋找創作空間、進行暖身和選擇可以產生共鳴的活動。

一開始,我會先做定心冥想打好基礎,使各位在進行時,保持專注在藝術上。另外,在開始練習前,需要準備各種無毒材料。在素描方面,各式各樣的鉛筆、彩色鉛筆、粉蠟筆、炭筆和彩色馬克筆為必備工具;在彩繪方面,我偏好水彩和壓克力顏料,因為它們快乾且易清理。我不推薦油畫顏料,因為其乾燥時間長、且可能含有毒添加劑、清理時需要使用溶劑。以下是進行本書練習時,所需的完整工具清單:

素描工具

* 各色馬克筆
* 黑筆、炭筆
* 彩色鉛筆
* 素描鉛筆
* 布料彩繪筆
* 粉蠟筆

顏料工具

* 壓克力顏料
* 繪布顏料
* 噴漆、油漆筆
* 水彩顏料

紙張

- 牛皮紙
- 高磅數圖畫紙
- 日誌
- 雜誌
- 硬紙板
- 衛生紙
- 描圖紙

雕塑工具

- 藻酸鹽
- 鋁箔
- 各式木盒或紙盒
- 陶瓷碗
- 線繩
- 布料
- 臉模
- 毛氈
- 拾得物
- 打底噴霧
- Mod Podge®膠
- Model Magic®黏土
- 石油膠
- 照片
- 枕頭填充物
- 石膏繃帶
- 雕塑工具
- 自乾黏土、軟陶
- 薄荷糖錫盒
- 金屬線

其他配件

- 吹風機
- 電腦（平板、筆電或桌電）
- 一杯水
- 橡皮擦
- 口紅膠
- 鐵鎚
- 熱熔膠槍和膠條
- 膠水

* 紙膠帶
* 畫筆
* 塑膠袋（小和大）
* 印表機
* 剪刀
* 縫紉機（可省略）
* 縫針、線
* 智慧型手機

創造安全空間

最後，在一個安全、宜人的空間內進行藝術治療極其重要。

理想的環境應具有私密性，能透出自然光的窗戶，一張好的工作桌，以及大量創作材料。在團體療程中，參與者應圍著一張大桌子坐成一圈，以增進溝通和凝聚力。此外，治療師應在練習開始前備妥所有材料，並將材料擺在桌子中央方便共用。至於獨自練習時，則找個不會分心的地方，甚至可以放置一張「請勿打擾」的牌子。

若要獨立進行藝術練習，我強烈建議先和藝術治療師會面，以消化各種想法和情緒，治療師將帶來一個人難以獲得的洞察和反思。一般而言，治療師會提供線上或面對面療程；若是線上療程則會在符合HIPPA（The Health Insurance Portability & Accountability Act；編按：係指美國於1996年通過的健康保險隱私及責任法案）規範的平台上進行，代表你能保有隱私。

10個暖身創作練習

在開始費時較長的練習前,接下來的暖身能有效幫助你放鬆並嘗試表達。有時一張白紙會讓人感到畏縮,而以下這些熱身練習能幫助你突破這個障礙,放鬆心情。我建議每天至少完成其中一項。一天花幾分鐘進行減壓創作能養成新的習慣,促進正向心理健康。

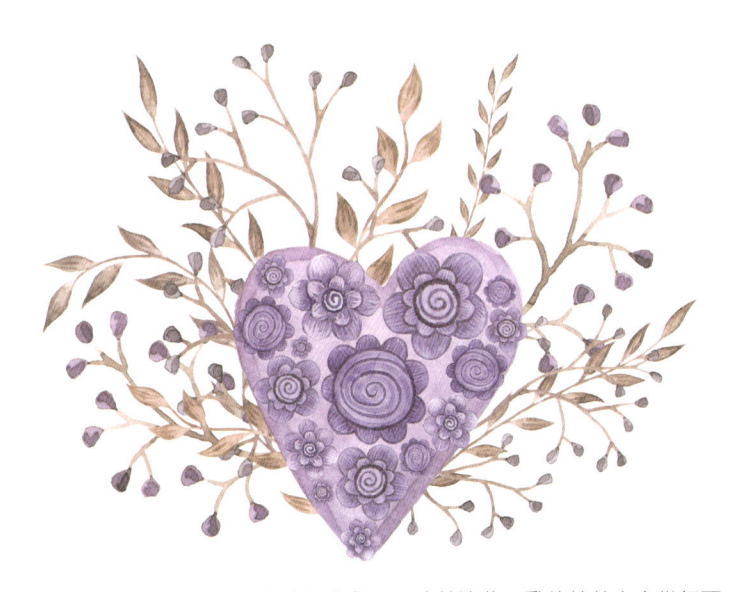

藝術創作能讓我們的內心想法視覺化,更清楚這些混亂的情緒究竟從何而來,進而有效排解。這過程中沒有所謂的對錯好壞,有的只是學會在當下把它們放掉,如此,一旦我們學會當情緒的主人療癒效果就會慢慢浮現,獲得心靈的平靜。

辨識感受

時間：10分鐘

目標：試著辨識並表達感受。

材料：☐ 油漆筆 ☐ 蠟筆或馬克筆（依個人喜好選擇）
　　　☐ 1張4開（約40x55公分）的高磅數圖畫紙

作法：

① 選一個能反映今天心情的顏色。
② 畫一個圓圈。
③ 在圓圈內以線條和形狀畫出一個或多個圖案，辨識今天的感受。
④ 為作品命名。

正念速寫

時間：10分鐘

目標：提升正念，專注於當下。

材料：☐ 素描鉛筆 ☐ 1張4開（約40x55公分）的高磅數圖畫紙

作法：

① 選擇一個手邊的物體，如：馬克杯、植物或書。
② 速寫出它的形狀；要添加多少細節都可以。

歌曲的線條與色彩

時間：5分鐘

目標：把表現線條的動作與感受充分連結。

材料：☐ 準備播放出來的最愛歌曲 ☐ 彩色鉛筆
　　　☐ 1張4開（約40x55公分）的高磅數圖畫紙

作法：

播放你最愛的一首歌曲，以線條和色彩表達你對旋律的感受。

心中的塗鴉

時間：10分鐘

目標：挖掘潛意識中的欲望或問題。

材料：☐ 粉蠟筆 ☐ 1張4開（約40x55公分）的高磅數圖畫紙 ☐ 彩色鉛筆

作法：

❶ 閉上眼，用粉蠟筆在紙上隨意畫出線條。

❷ 張開眼以不同角度觀看，觀察其長度及紋理。

❸ 用彩色鉛筆把線條畫成圖案。

你叫什麼名字？

時間：10分鐘

目標：培養表達能力、提高自尊。

材料：☐ 各色馬克筆 ☐ 1張4開（約40x55公分）的高磅數圖畫紙

作法：
1. 以任何顏色在紙上從左到右，寫出你的正楷英文名字。
2. 想出一個跟你的名字有同樣字母開頭的正面詞彙，寫在紙上任何地方。
3. 選一個你最喜歡的顏色，在你的名字字母中畫上設計圖案。

大圈圈狂想曲

時間：10分鐘

目標：以身體的大動作促進放鬆、學會表達。

材料：☐ 紙膠帶 ☐ 大張牛皮紙 ☐ 各色馬克筆

作法：
1. 用紙膠帶將大張牛皮紙貼在牆上。
2. 採站姿，拿著任何顏色的馬克筆，揮動手臂在紙上畫出大圓圈。
3. 以不同顏色繼續畫出許多大圓圈；記得左右手交換進行。

定心冥想

時間：5分鐘

目標：學會冥想、放鬆、安定思緒、將專注拉回當下。

材料：☐ 掃描QR code，跟著老師的引導，進入冥想狀態

作法：
① 坐在一個舒服的位置，播放冥想音檔。
② 開始後，跟著老師的引導進行。
③ 重複這個呼吸練習三次。若腦中冒出任何想法，只要去觀察它然後放下。

感恩回顧

時間：5分鐘

目標：為神經系統帶來正面影響。

材料：☐ 日誌 ☐ 筆

作法：
① 在日誌中寫下今日你感恩的五件事物。
② 這個練習，可以在每天醒來或睡前進行。

肯定力量大

時間：10分鐘

目標：建立正面心態，辨識能支持肯定的現實事件。

材料：☐ 鉛筆 ☐ 1張4開（約40x55公分）的高磅數圖畫紙 ☐ 各色馬克筆

作法：

❶ 用鉛筆以泡泡或正楷字體在紙上寫下肯定。「肯定」是具有正面意義的短句，用來幫助實現目標。這個練習的關鍵，在於建構一個框架來確認某件事為真，即使你覺得還不一定是真的，但不斷重複肯定有助於它成真。

例如：

* 我具有價值。
* 我知道犯錯並沒有什麼關係。
* 我願意發掘人生的新意義。
* 我喜愛並接納自己的樣子。

❷ 選一支馬克筆，寫下這個訊息。把它掛在日常會看見的地方。每天以深信不疑的態度念一遍。正面思考會產生正面感受，進而迎來正向的人生經驗。

在線條之間呼吸

時間：10分鐘

目標：提高對呼吸的意識，並協助放鬆。

材料：☐ 畫筆 ☐ 水彩顏料 ☐ 1杯水
　　　☐ 1張4開（約40x55公分）的高磅數圖畫紙

作法：

❶ 沾濕畫筆，再沾取一種水彩顏色。

❷ 用鼻子深吸一口氣。屏住呼吸，將畫筆置於紙張左上角。慢慢吐氣，畫出一條波浪線。

❸ 選相同或另一種顏色（換顏色時記得清洗畫筆），加在畫筆上。將畫筆置於紙上時深吸一口氣。這次吐氣時畫出一個大圓。

❹ 選另一個顏色，這次呼吸節奏換成短的吸氣、吐氣。隨著每一次吐氣，在紙上快速畫出記號或勾勾。

❺ 最後再選一個顏色，深吸一口氣。吐氣時畫上自己選擇的記號或符號。

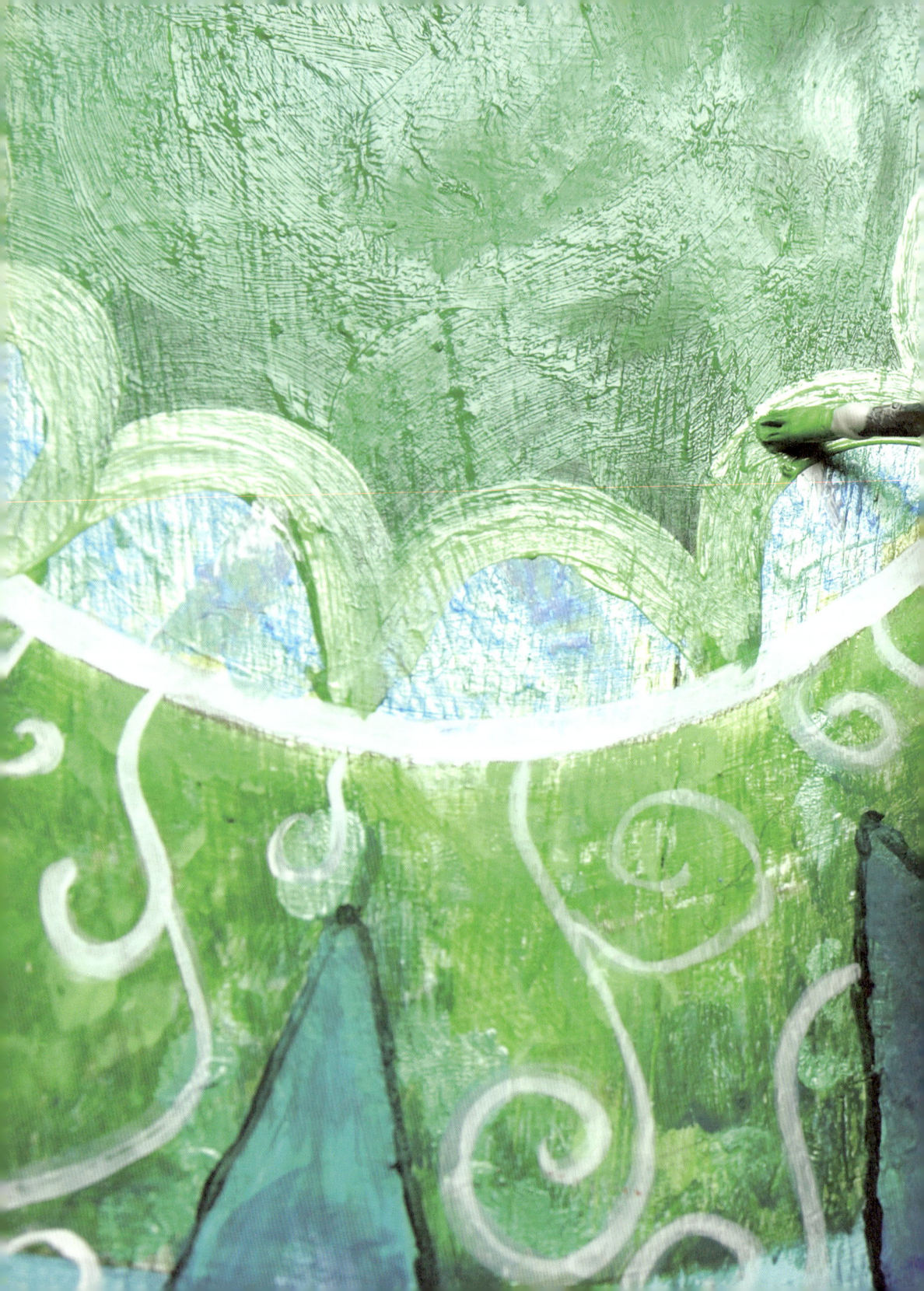

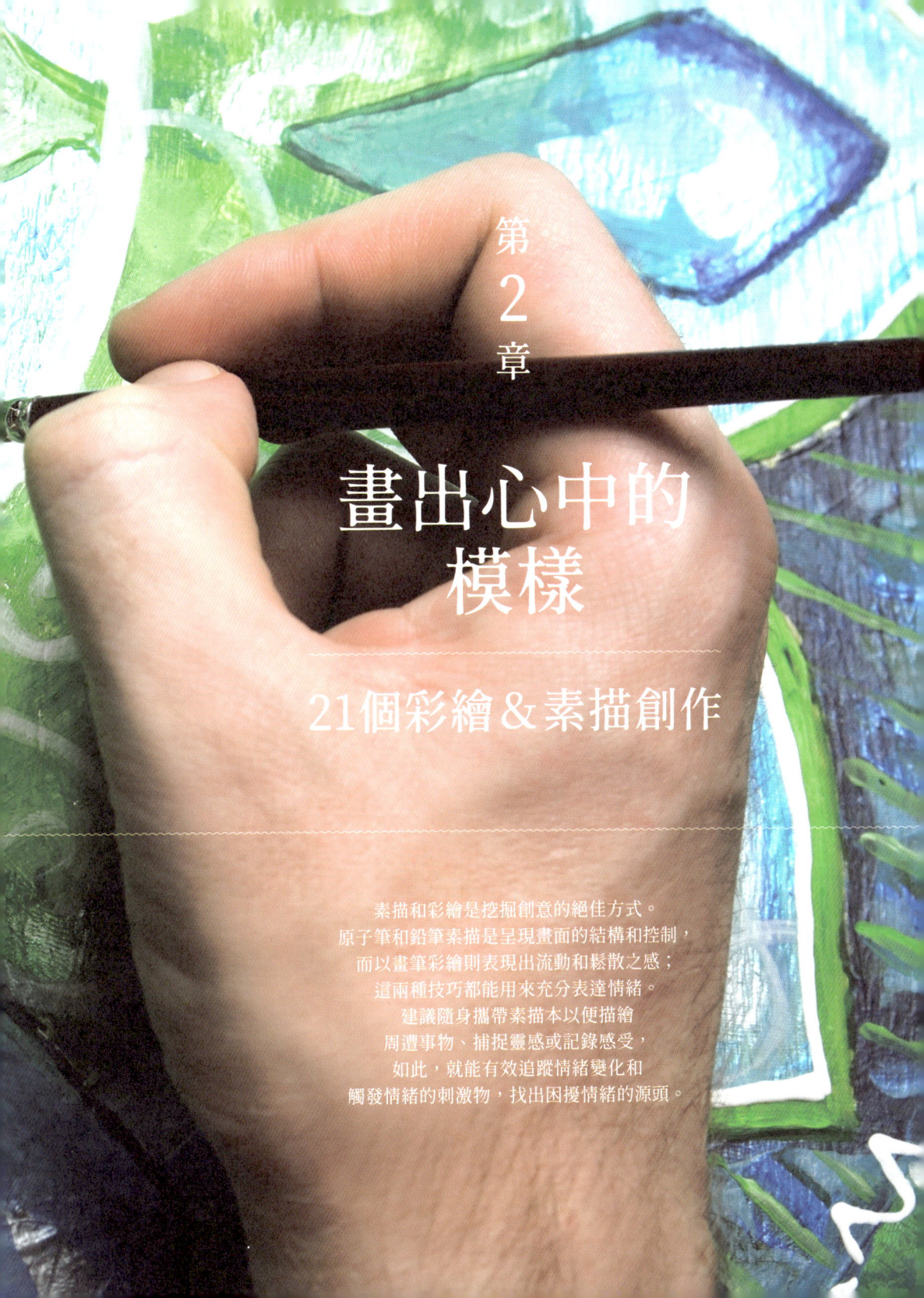

第 2 章

畫出心中的模樣

21個彩繪＆素描創作

素描和彩繪是挖掘創意的絕佳方式。
原子筆和鉛筆素描是呈現畫面的結構和控制，
而以畫筆彩繪則表現出流動和鬆散之感；
這兩種技巧都能用來充分表達情緒。
建議隨身攜帶素描本以便描繪
周遭事物、捕捉靈感或記錄感受，
如此，就能有效追蹤情緒變化和
觸發情緒的刺激物，找出困擾情緒的源頭。

動物
嚮導

目標
- ✓ 提高自我覺察。
- ✓ 發展情緒韌性。
- ✓ 辨識個人長處。

準備時間：10分鐘
活動時間：50分鐘

材料
- ☐ 素描鉛筆
- ☐ 1張4開（約40x55公分）的高磅數圖畫紙
- ☐ 黑筆
- ☐ 彩色鉛筆

　　描繪動物形象，有助於激發靈感和獲得安慰。但其中最關鍵的，是你選擇描繪的動物能提供自我洞察和有關自身的重要訊息。

　　畫出來的動物意味著你在當下的狀態或未來會成為什麼樣子。每一種動物都有你可以認同的長處和特點。我曾經有位個案選了烏龜，認為牠代表她的人生移動得很緩慢。然而，當我們進一步討論時，她開始發現移動緩慢並不見得是缺點，而是放慢腳步、享受人生小時光的另一種生活方式。

作法：

1. 花點時間選擇三種動物。第一種代表你的外在（動作或外貌），第二種代表你的內心（感受），最後一種代表你的認知（想法）。
2. 在紙上用鉛筆畫出這三種動物。別執著於畫得像不像、好不好看，盡情發揮創意，把你看到或感受到的動物呈現出來即可。若你需要幫助，試著利用動物圖片獲得靈感。
3. 加上這些動物生活的環境，例如：山地、河谷、叢林、房屋、動物園等。多種棲息地都可畫在同張紙上。
4. 鉛筆速寫完成後，以黑筆描出線條。
5. 最後，用彩色鉛筆，為每隻動物、棲息地上色。

想一想：

※ 討論每一種動物的長處，並想一想這些長處跟你有何關聯？

※ 你如何利用這些長處，面對生活中的各種情境？

※ 你選擇的這些動物們，它們是如何共處呢？

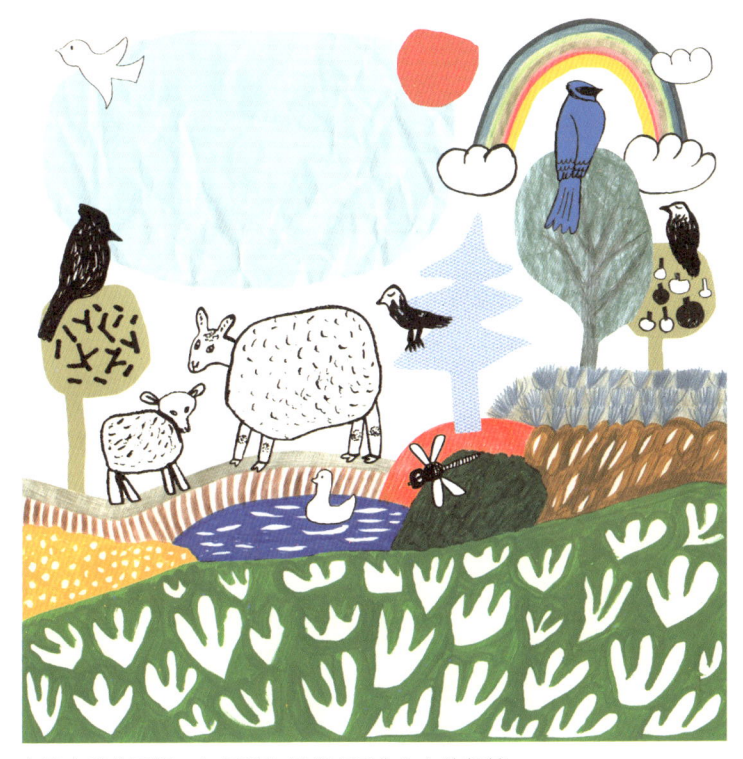

在這座動物園裡，每個動物都代表了你內心的想望。

第2章　畫出心中的模樣

感受圓盤

目標
- ✓ 辨識心情感受。
- ✓ 提高掌控情緒的調節能力。

活動時間：50分鐘

材料
- ☐ 素描鉛筆
- ☐ 1張4開（約40x55公分）的高磅數圖畫紙
- ☐ 彩色鉛筆
- ☐ 粉蠟筆

與感受圓盤上的情緒產生連結，可以說是情緒調節的第一步。換言之，懂得辨識當下的情緒，是發展自我覺察的重點。

這個練習將幫助各位透過命名和討論來認識情緒。若你苦於不知從何表達特定情緒，不妨從以下情緒開始找出共鳴：快樂、高興、悲傷、冷漠、厭倦、生氣、憤怒、挫敗、喜愛、驚嚇、焦慮或噁心。

作法：

1. 用鉛筆在紙上畫一個大圓。畫圓時若需要幫助，可沿著圓形物體描出，像是圓口碗就很好用。
2. 將圓圈分成八個三角（類似圓餅圖那樣）。
3. 在每個三角的邊緣寫下一種感受。完成後，會有八個三角、八種感受。
4. 為每一種感受，選一個你認為最緊密相關的顏色；請以彩色鉛筆和粉蠟筆混合著色，但小心別讓顏色蓋過你寫下的字。以相同方式塗滿八個三角。

想一想：

* 你最先寫下的感受是什麼？
* 哪些是你目前的感受？
* 你有沒有以同一個顏色為兩種情緒著色？有的話，這對你來說代表什麼？
* 在你的感受圓盤上，正面情緒多？還是負面情緒多？

在團體療程中：

請每一個人先靜靜的評估自己的作品。接著,再讓團體成員互相分享個人的創作過程與感受。

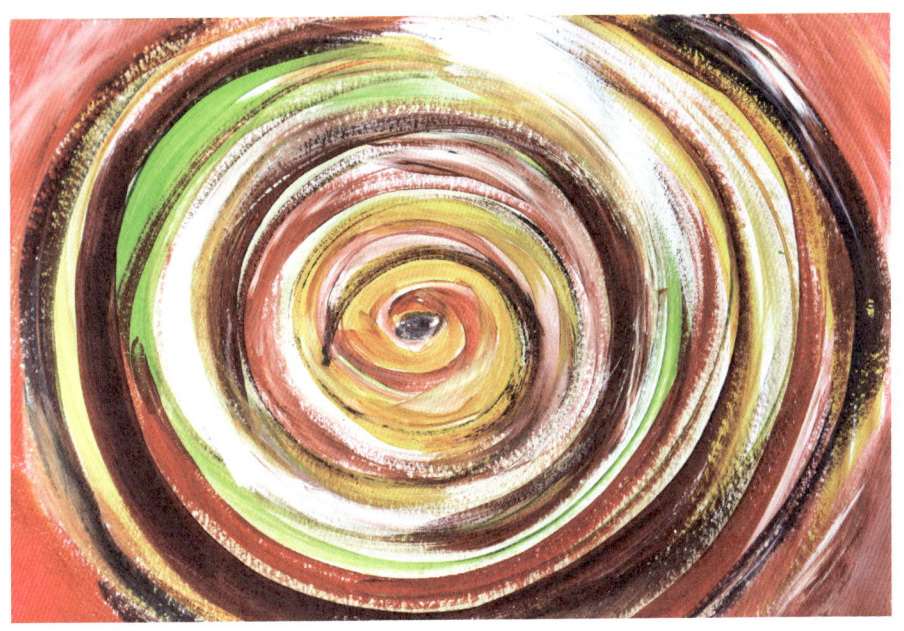

顏色是表達情緒的方法之一。看到這張圖,你是開心、難過,還是憤怒呢?

情緒風景

目標
- ✓ 辨識心情感受。
- ✓ 提高掌控情緒的調節能力。

準備時間：5分鐘
活動時間：45分鐘

材料
- ☐ 1張4開（約40x 55公分）的高磅數圖畫紙
- ☐ 素描鉛筆
- ☐ 畫筆、
- ☐ 水彩顏料
- ☐ 1杯水

情緒風景是你內心感受的隱喻，讓你有機會以象徵性的方式往內心深處探索。

你當下的情緒會如何轉化為一幅景色？在想像的時候發揮創意，把你的風景想成是有背景、中景和前景的一幅畫。

你的情緒風景可以是綿延起伏的山巒、波濤洶湧的海浪、寸草不生的沙漠或蒼鬱茂盛的庭園。你的情緒風景也可能每天或每週都不同。

作法：

1. 坐下來5分鐘，評估當下心境。思考目前有什麼感受和情緒。想出一幅能在視覺上代表現在心情的景色。你可以從書本或網路圖片中尋找靈感。
2. 用鉛筆在紙上勾勒出你所想像的景色。
3. 用畫筆沾取水彩顏料為風景增添色彩。你可以選擇將畫筆沾水改變顏色，或讓特定顏色更淺或更深。
4. 給你的作品取一個名字。

想一想：

* 你的畫作是否述說了你當下感受到的情緒？
* 你有這樣的感受多久了？
* 若你可以縮小並跳入畫中，會落在哪一個地方？
* 你的畫作傳達了什麼訊息？

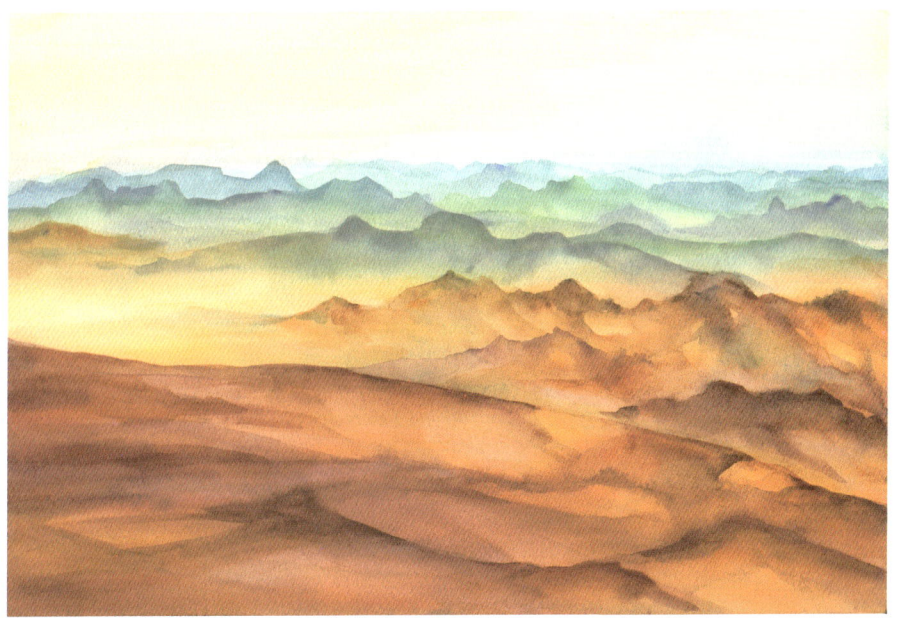

你希望在這片情緒風景中，把自己放置在哪個地方呢？

橋樑隱喻

目標

✓ 辨識目標、障礙和挑戰。

活動時間：55分鐘

材料

☐ 素描鉛筆
☐ 1張4開（約40x 55公分）的高磅數圖畫紙
☐ 壓克力顏料
☐ 畫筆
☐ 1杯水

橋樑代表穩定和連結；它象徵了你想去的地方、如何到達以及途中可能要克服的障礙。

造橋的不同材料（水泥、鋼鐵、木頭和繩索）可能會影響過橋時的經驗。想像一下，你的第一步踏在堅固的水泥橋上和踏在索橋上的差別。在開始練習前，請先思考一下你的橋樑，要以什麼材料建成。

作法：

❶ 用鉛筆在紙上速寫出一座橋。在橋的左方加上你要離開的景象；右方畫出你要前往的景象；下方描繪你在途中遭遇的障礙。

❷ 用顏料為作品上色。

❸ 把自己畫進去。你位於橋上和這段旅程的哪個地方？你可以用一個點、火柴人或其他代表自己的圖案來顯示位置。

想一想：

✳ 什麼原因阻礙了你克服目前所見的挑戰？

✳ 這些挑戰有多重大？

✳ 你可以用哪五個作法克服這些挑戰？

理想的生活

若你今天可以做任何你想做的事,會是什麼?拋開所有平常對自己設下的限制,如:財務障礙、行程衝突或其他限制等。跳脫框架思考,以開放的心胸想像無拘無束的一天,能提振心情並點燃希望。

作法:

1. 花至少 5 分鐘思考理想的一天會是什麼樣子。想做什麼都行。什麼時候起床?會獨處還是和其他人一起度過?待在家還是出門走走?把細節都想一遍。
2. 用鉛筆在紙上畫出你理想的一天。可以是單一地點、單一景象,也可以包含許多活動。
3. 以彩色鉛筆或水彩,為作品上色。

想一想:

* 完成這個練習後,有什麼感受浮現?
* 當思考要把時間花在哪裡時,腦中出現哪些活動?
* 若你有能力選擇過想要的生活,那會是什麼模樣?

在團體療程中:

和另一個人交換畫作並在上面添加其他元素。如此,能創造團體凝聚力,強化共同連結。事實上,看別人將想像力運用在自己的作品上,也是一件趣事。

目標

✓ 提振心情,促進放鬆和合作。

準備時間:5分鐘
活動時間:55分鐘

材料

☐ 素描鉛筆
☐ 1張4開(約40x55公分)的高磅數圖畫紙
☐ 彩色鉛筆
☐ 水彩顏料
☐ 畫筆
☐ 1杯水

安全地帶

目標
- ✓ 創造一個安全地帶以緩解焦慮。

活動時間：50分鐘

材料
- ☐ 1張4開（約40x55公分）的高磅數圖畫紙
- ☐ 各色馬克筆
- ☐ 彩色鉛筆
- ☐ 粉蠟筆

用圖畫創造一個安全地帶，有助於在經歷觸發點時緩解焦慮。「觸發點」是會造成你陷入恐慌的聲音、味道或景象，因為它和某個負面經驗有關聯。創傷的觸發點會把你帶回受創原點，因此每個人的觸發點都不一樣。

「安全地帶」圖畫可以做為視覺意象，幫助你在觸發點出現時想起一個安全的空間。這麼做的目的是讓你放鬆下來並獲得安全感。

若你的創傷太過強烈，很難想出一個安全地帶的意象，試著使用隱喻的方式，例如：夕陽、海灘或俱樂部會所。

作法：

❶ 想一個能讓你感到最舒服自在的地點（戶外、室內或異想世界）。舉例而言，海灘可能為你帶來平靜；這個地點也可能是你的臥室或一座魔法城堡。

❷ 用馬克筆、彩色鉛筆或粉蠟筆在紙上畫出這個空間。記得加上能讓你能感到安心的細節和顏色。

想一想：

* 有沒有任何聯想讓你感到不舒服？
* 有沒有任何地點、味道或人能讓你產生正面想法和安全感？試著列出幾個。
* 知道自己的觸發點能讓你更妥善的面對情境。除了向朋友傾吐、寫日誌和冥想之外，還有什麼工具能幫助你面對？

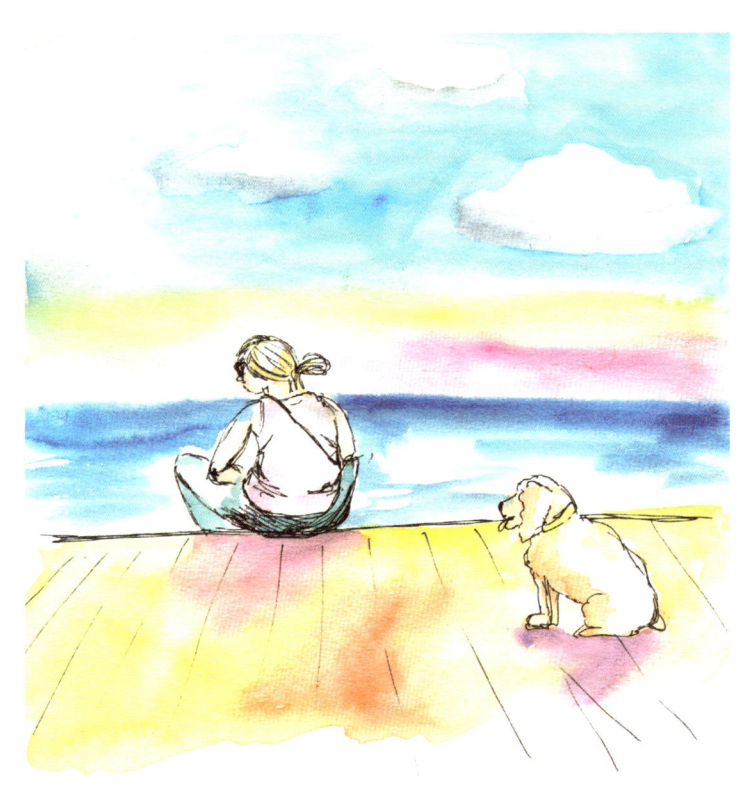

憑直覺畫出你的安全地帶，這個地方能讓你放心的做自己。

身體情緒地圖

目標
- ✓ 增進自我概念和自我覺察。
- ✓ 發覺個人優勢。

活動時間：1小時

材料
- ☐ 和身高等長的牛皮紙
- ☐ 素描鉛筆
- ☐ 紙膠帶
- ☐ 壓克力顏料
- ☐ 各種畫筆
- ☐ 1杯水

此練習能讓你知道，如何運用身體不同部位表達感受，並幫助你瞭解自己對身體不同部位的情緒反應。某個區域是否承受了壓力？你喜歡自己哪些部位？

我有一個想做性別確認手術的個案，在她的胸口畫上一條條水平粗線。這讓她有機會表達對目前身體的厭惡，並激勵她談論未來想要做出的改變。透過這個活動，她得以找到自己依舊喜愛的身體部位。

作法：
1. 將牛皮紙放在地板上。
2. 躺上去，用鉛筆描出自己的身體；你可以坐起來畫下半身。
3. 用紙膠帶將牛皮紙掛在牆上。
4. 用顏料在身體輪廓內描繪出裡面正在發生的事，包含身體和心理的各種感受及想法。
5. 用不同的線條和顏色，來代表你的能量和感受。
6. 在你的身體地圖上，找出蘊含力量的部位。

在團體療程中：
兩人一組，請對方幫你在牛皮紙上畫出身體輪廓。開始前，請先與夥伴建立信任關係，這對於活動的順利進行非常重要。

想一想：

* 你對於目前的自己感覺如何？
* 你蘊含力量的部位在哪裡？為什麼？
* 你承受壓力的部位在哪裡？為什麼？
* 想一想，以上這些資訊如何應用在生活中。若你有不喜歡自己的地方，如何做出改變？
* 你會怎麼讚賞你喜愛自己的地方？

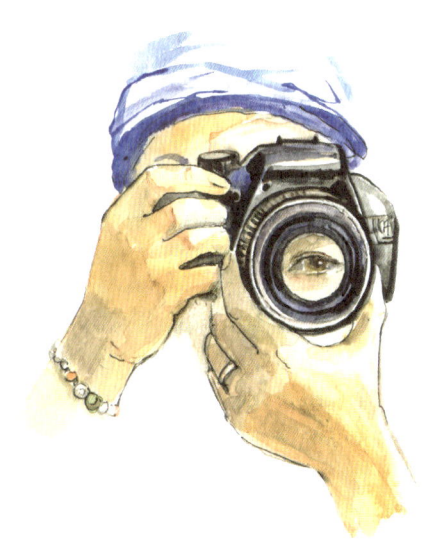

用「心」觀看自己，就能找專屬自己的優點與力量。

獲得力量

目標
✓ 增進建設性的應對技能。

準備時間：5分鐘
活動時間：45分鐘

材料
☐ 素描鉛筆
☐ 1張4開（約40x 55公分）的高磅數圖畫紙
☐ 壓克力顏料
☐ 畫筆
☐ 1杯水
☐ 彩色鉛筆

內在力量和信心能幫助你面對挑戰！個人力量在於適應人生境遇、為自己的行為負責以及表達需求和渴望。

若你能有效管理情緒，就會感到充滿力量；有了力量，就能選擇如何回應生活中發生的事情。當你使用應對工具管理情緒時，必然會看見生活的轉變。只要瞭解並擁抱自己的力量，就能達成這個目標。

作法：

❶ 花至少 5 分鐘，想出一個代表你個人力量的象徵；可以是做為保護或體現當前力量的象徵。

❷ 想像好之後，用鉛筆在紙上將它速寫出來。

❸ 以顏料或彩色鉛筆上色。

想一想：

* 你在生活的哪個層面缺乏力量？
* 深入挖掘並檢視自己的一天。你在一天當中何時會放棄力量？
* 對某些人而言，帶著護身符或水晶等物品有幫助，因為它們代表力量，也能帶來力量。什麼物品對你來說，有這種效用呢？

療癒象徵

目標
- ✓ 提升自尊感。
- ✓ 發展應對技能。

活動時間：50分鐘

材料
- ☐ 電腦
- ☐ 1張4開（約40x55公分）的高磅數圖畫紙
- ☐ 描圖紙
- ☐ 鉛筆
- ☐ 壓克力顏料
- ☐ 畫筆
- ☐ 1杯水

根據每個人的信念不同，象徵可以有很多種詮釋。療癒象徵是能帶來平靜的圖像，非常私密。從象徵獲得力量能讓你感到被賦權。你可以從動物、標誌、自然或日常物品中，尋找靈感。

我有很多個案選擇蝴蝶，因為牠是轉化蛻變的象徵；也有個案以花朵代表希望，或以某種動物來增進自我賦權。在遭遇困境時，可以把療癒象徵當成支持機制。試著將療癒象徵掛在家中任一處，做為自我發展的提醒。

作法：

1. 選一個象徵來代表你的療癒過程。
2. 列印一張這個象徵的網路圖案。
3. 用描圖紙和鉛筆把圖案畫到紙上。若沒有描圖紙，可以將紙放在電腦螢幕上透光，描出圖案。
4. 用顏料塗滿圖案並為背景添加色彩。

想一想：

* 你的作品是否出現了令你感到驚訝的東西？
* 你要如何把這個象徵融入生活？

創傷時刻

目標
- ✓ 喚起創傷記憶。
- ✓ 消化情緒。

活動時間：50分鐘

材料
- ☐ 素描鉛筆
- ☐ 1張4開（約40x55公分）的高磅數圖畫紙
- ☐ 彩色鉛筆

創傷事件可以是天然災害、嚴重意外、恐怖攻擊、戰爭、搏鬥、襲擊或其他暴行。所謂的創傷後壓力症候群患者，是即使在事件過後數個月或數年，仍可能出現像是夢魘、不堪回首的記憶、激烈反應、焦慮或憂鬱等症狀。

這個練習將幫助你釐清創傷事件發生前、中、後的時間順序。許多經歷創傷事件的人會想不起細節，因為當時他們正處於驚嚇之中。而把事件畫出來，有助於重述故事並將它整合至記憶中。

作法：

1. 用素描鉛筆畫三條線，將紙平分成三等分。
2. 在第一個部分，用彩色鉛筆畫出創傷事件前的生活；第二個部分畫出創傷事件；第三個部分畫出事件後的生活。
3. 接著，在紙張背面寫下你在重述故事時的情緒反應（注意：若你在消化情緒時需要幫助，請聯絡相關藝術治療協會網站上的治療師，尋求專業協助）。

想一想：

* 你有什麼支持系統能消化這些情緒？
* 你現在會怎麼重述故事，讓事件與人生整合？

心中的花園

目標
- ✓ 提升自我覺察。
- ✓ 協助辨識個人長處和短處。

準備時間：5分鐘
活動時間：45分鐘

材料
- ☐ 1張4開（約40x55公分）的高磅數圖畫紙
- ☐ 各色馬克筆
- ☐ 粉蠟筆

花園是人生的美麗隱喻。我很喜歡一句話：「一朵花不會想去爭奇鬥艷，它只管綻放。」每個人都有自己的路要走，但我們就像花園一樣需要孕育。

在這個練習中，花園象徵你的心境。照料你的花園可以帶來挑戰和回報。打造自己的花園將有助於認清目標以及可能遇到的阻礙。

作法：

1. 花5分鐘想像一座隱喻的內心花園。健康植物代表你的長處和特質；種子代表你的目標；雜草代表阻礙你達成目標的問題。
2. 用馬克筆和粉蠟筆把你的長處畫成健康植物。
3. 把你想要達成的目標畫成種子，或正在發芽的植物。
4. 畫出雜草代表可能遇到的阻礙。
5. 加上其他照料花園的細節，讓花園更豐富。

想一想：

* 你會如何形容花園裡的植物、種子和雜草？
* 維護這座花園的方法有哪些？
* 接下來，你要如何在人生中除去雜草和培育種子？

人生隱喻

目標
- ✓ 辨識感受。
- ✓ 提高掌控情緒的調節能力。

準備時間：15分鐘
活動時間：45分鐘

材料
- ☐ 1張4開（約40x 55公分）的高磅數圖畫紙
- ☐ 彩色鉛筆
- ☐ 水彩顏料
- ☐ 畫筆
- ☐ 1杯水

花點時間思考目前的人生。你的腦中會出現什麼隱喻？一個絕佳的人生隱喻，是一座風景。比較一下當你看到被狂風吹得東倒西歪的樹木，以及綠草如茵的起伏丘陵時的不同感受。

我最喜歡的隱喻意象之一是紅色的門。一位個案畫了讓她走出去的門，彷彿開展出未來道路並通往新的人生機會。不妨仔細想想有哪些不同物品能象徵你當前的人生，或是你要前往的地方。

作法：

❶ 花 15 分鐘反思人生。什麼隱喻能代表你的現況？
❷ 用彩色鉛筆在紙上速寫出這個隱喻的視覺表徵。
❸ 用水彩為作品增添更多顏色。

想一想：

* 你在作畫時出現了哪些情緒？
* 哪些感受與你目前的人生經驗有關聯？
* 誠實面對內心很重要，如此一來才能體會並釋放感受。你心裡還有另一個想要的人生圖像嗎？若有，把這個想法寫在日誌中。

觸動心弦

目標
- ✓ 增進情緒調節。
- ✓ 提升應對技能。

活動時間：1小時

材料
- ☐ 心臟輪廓的圖案
- ☐ 1張4開（約40x55公分）的高磅數圖畫紙
- ☐ 剪刀
- ☐ 膠水
- ☐ 彩色鉛筆
- ☐ 壓克力顏料
- ☐ 畫筆
- ☐ 1杯水

很多人會把壓力悶在心裡，這對身心來說都很危險。描繪心臟並加上隱喻色彩能創造療癒情緒的機會，藉著有形的方式來面對內心壓力。

紓解壓力的最佳方法是發展應對工具，像是感恩、朋友的支持、向他人傾吐、寬恕、幫助他人或進行藝術約會。

作法：

❶ 依個人喜好，從網路上印出一個心臟輪廓，或用彩色鉛筆在紙上畫出一顆大大的心。若是用印的，將輪廓剪下來並以膠水黏在紙上。

❷ 在心臟裡面寫下你此刻的內心感受。再使用壓克力顏料，將情緒以不同色彩表達出來。

❸ 在心臟周圍的區域列出能幫助你療癒的應對技能。建議可以畫出心弦（線條），從心臟延伸出來，再將應對技能寫在線條上。

想一想：

* 你的內心悶著什麼樣的感受？
* 你有這樣的感受多久了？
* 你的心需要你做什麼？
* 你會如何將新的應對技能，應用在生活上？

肯定自我

目標
- ✓ 創造正面心態。
- ✓ 增進問題解決和決策技能。

活動時間：1小時

材料
- ☐ 電腦
- ☐ 紙條
- ☐ 素描鉛筆
- ☐ 壓克力顏料
- ☐ 畫筆
- ☐ 1杯水
- ☐ 小型玻璃密封罐

肯定是具有力量的陳述，目的在於建立新的心態並扭轉受限信念。透過書寫和不斷重述肯定的過程，可以讓大腦相以為真。

在這個練習中，你將挑選一個肯定語句來幫助你面對當下挑戰。舉例而言，若想提升自尊，你的肯定句可以是「我正在學著愛自己」；具有力量的自我陳述能改變信念。

作法：

❶ 在網路上尋找能讓你產生共鳴的正面肯定。
❷ 用鉛筆將它寫在紙條上。
❸ 根據你所選擇的肯定，想出一個代表它的圖案。
❹ 用顏料把這個圖案畫在玻璃密封罐上；顏料乾了之後，將肯定紙條放進罐子裡，蓋上蓋子。
❺ 將完成的作品擺在你每天都會看見的地方。

想一想：
* 你所選擇的肯定跟你的人生有何關聯？
* 還有哪些肯定可以加入你的清單？

在團體療程中：

請每個人各自寫下與目前挑戰相關的訊息。參與者可以互相協助挑選肯定或提供點子。圖案完成後，輪流解釋自己的作品。

家庭成員

童年經驗可能對我們今日的人際關係影響甚大；回顧這些經驗有助於釐清困擾你的情緒問題。

在這個練習中，你將探索你和每位家人之間的情緒動態，深究他們如何影響你的成長過程。

作法：

1. 花5分鐘思考哪些家人在你的人生中占有重要地位。可以用「這個人在你的旅程中不可或缺」的方向，進行思考。
2. 用鉛筆把這些家人畫在紙上。記得自己也要包含在畫面中。
3. 用彩色鉛筆和粉蠟筆為作品上色。

想一想：

- 站在你身旁的人是不是你在情感上最親近的人？
- 他們的存在或缺席，如何形塑今天的你？
- 你希望和哪個人強化關係？

目標

✓ 深入瞭解家庭動態對於情緒問題的影響。

準備時間：5分鐘
活動時間：45分鐘

材料

☐ 素描鉛筆
☐ 1張4開（約40x55公分）的高磅數圖畫紙
☐ 彩色鉛筆
☐ 粉蠟筆

第2章　畫出心中的模樣　055

彩繪曼陀羅

目標
- ✓ 增進團體合作的凝聚力。
- ✓ 提升溝通、壓力緩解和冥想思考的技巧。

活動時間：1小時

材料
- ☐ 素描鉛筆
- ☐ 大張牛皮紙
- ☐ 剪刀
- ☐ 壓克力顏料
- ☐ 畫筆
- ☐ 1杯水

　　曼陀羅是梵文「圓圈」的意思。它在東方傳統中是一種冥想工具。創造曼陀羅的動作本身就是一種冥想。曼陀羅包含你以直覺創造出來的形狀和符號；一般而言，曼陀羅多由重複的圖案形成一體的設計。

　　此練習的用意，是透過藝術創作的過程達到放鬆效果。事實上，45 分鐘的藝術創作已被證實，與降低壓力荷爾蒙皮質醇濃度有直接關聯。

作法：
1. 用鉛筆在牛皮紙上畫一個大圓，然後剪下來。
2. 找一個舒服的姿勢坐下，將顏料和畫筆擺在前方。
3. 先進行簡單的呼吸練習，幫助自己冷靜並專注。舉例而言，吸氣數四拍，屏息數四拍，接著吐氣數六拍；重複三次。
4. 用顏料在圓圈內畫出重複圖案。

想一想：
* 你在創作時是否能進入深層冥想的狀態？
* 你的作品背後有什麼故事？
* 你為什麼選擇使用這些顏色？

在團體療程中：

讓成員圍著牛皮紙坐成一圈，合力畫出曼陀羅圖案。若成員無法坐在一起，根據人數將紙圓圈分成數等分。請成員靜靜創作。待每個人都完成後，把作品拼成原本的圓圈並相互進行分享。以這種方式團隊合作，能創造凝聚力和令人放鬆的自在環境。

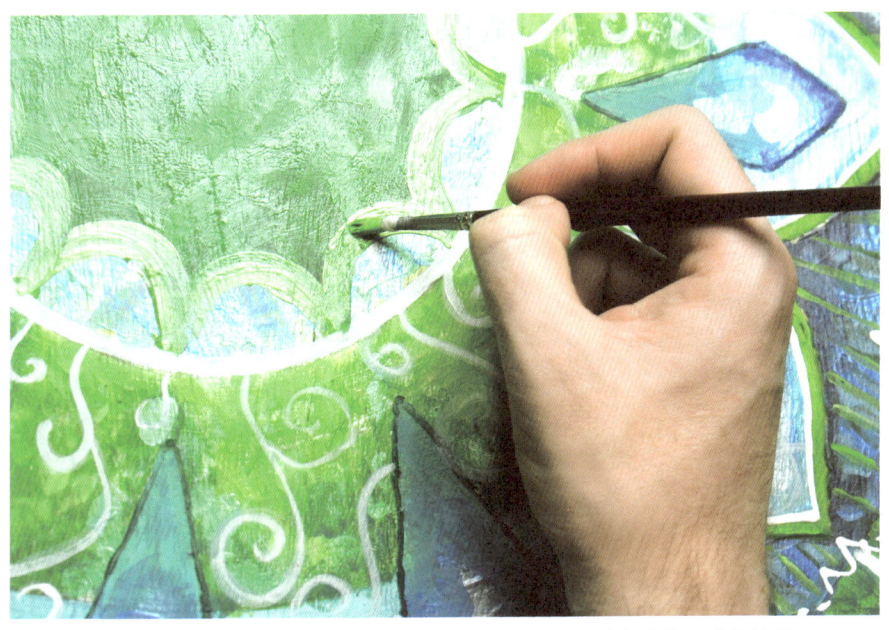

彩繪曼陀羅是一種靜心冥想活動，透過雙手重複畫相同圖案，放空腦袋，獲得放鬆。

力量盾牌

目標
✓ 辨識個人長處。

活動時間：50分鐘

材料
☐ 素描鉛筆
☐ 1張4開（約40x 55公分）的高磅數圖畫紙
☐ 剪刀
☐ 彩色鉛筆
☐ 粉蠟筆

　　盾牌是為人所知的保護和力量象徵。它們由重金屬製成，在過去的戰場上保護士兵，獨特的紋章代表保護的對象。

　　在這個練習中，你將創造屬於自己的力量盾牌。這個作品應該被視為一種保護力，在你陷入混亂時賦予你力量。想一想你的長處以及如何用它們來保護自己。或許你很有創意，可以把創意當作情緒出口？

作法：

❶ 在紙上畫一個盾牌。若需要幫助，可以在網路上找一個圖案再描到紙上。
❷ 把盾牌剪下來。
❸ 用鉛筆將盾牌分成四等分。
❹ 找出四個自己的長處，分別寫在四等分上。
❺ 用彩色鉛筆和粉蠟筆上色。盡量使用對你而言代表「力量」的顏色。

想一想：

＊ 你是否為了保護自己而避開他人？以何種方式？
＊ 你要怎麼利用長處和周遭的人產生更多連結？

感受圖表

目標
- ✓ 辨識個人感受。
- ✓ 協助掌控和調節情緒反應。

活動時間：50分鐘

材料
- ☐ 1張4開（約40x55公分）的高磅數圖畫紙
- ☐ 剪刀
- ☐ 筆
- ☐ 彩色鉛筆
- ☐ 粉蠟筆

我們的每一種情緒都跟特定經驗有關。在這個練習中，你將畫出跟各種情緒相關的經驗，並有機會反思上一次經歷這些情緒時的狀況。

我有一位個案想不起來上一次真心感到快樂是什麼時候；這是不容輕忽的問題。為此，我們必須滋養內心世界並讓自己欣賞和享受人生。

作法：

1. 將紙張剪成八等分的格子。
2. 用筆在每個格子中，分別寫下一種感受。例如：高興、挫折、討厭、喜愛、焦慮、悲傷、無聊和興奮。
3. 用彩色鉛筆或粉蠟筆在每個格子中，描繪出上一次經歷此情緒的意象或景象。

想一想：

* 檢視這些情緒。你在哪個格子中加了最多細節並給予最多注意力？
* 哪些情緒你想要經歷更多？
* 你今天能做些什麼來促成這個經歷？

想像力大冒險

在這個練習中，你將想像一段有四個不同場景的旅程，並把它們畫出來；若你感到自在，可以閉上眼睛想像。這個技巧被用來找出目前的應對技能和渴望。從每一個繪畫任務中，可以瞭解你如何應對和解決問題。

目標
- ✓ 增進問題解決。
- ✓ 發展應對技能。

活動時間：55分鐘

材料
- ☐ 2張4開（約40x 55公分）的高磅數圖畫紙
- ☐ 素描鉛筆
- ☐ 粉蠟筆

作法：

1. 將兩張紙摺半，每一半寫上數字 1～4。
2. 以舒服的姿勢坐下，將材料擺在前方。
3. 想像你獨自一人，準備踏上一段旅程。你很期待這一場冒險；你背起行囊，來到一大片綠野。在綠野走著走著看見一道漂亮的籬笆，大門上寫著「歡迎」。你試著打開門，但它動也不動。
4. 你要怎麼穿過大門？把答案畫在第一頁。
5. 恭喜！你穿過了大門。門的另一端有著賞心悅目的花園和菜園。你從容的聞了聞花朵，也嚐了幾顆水果，吃得津津有味。你走在小徑上，眼前突然出現一個巨大生物。該怎麼辦？把答案畫在第二頁。
6. 恭喜！你通過了挑戰。你繼續走，小徑拐進一座茂密森林。你驚覺這段旅程進行了好長一段時間，太陽開始落下，天色逐漸變暗。回頭已經太遲，因此你決定在森林裡過一晚。你看見前方有一間可愛的小木屋，便向它走去，此時冒出了一個形體。該怎麼辦？把答案畫在第三頁。

- 恭喜！這個形體允許你使用小木屋之後便消失了。這裡麻雀雖小、五臟俱全。你準備就寢並閉上眼，此時聽見聲響。屋裡不是只有你。那會是什麼？把答案畫在第四頁。
- 將故事朗讀出來，彷彿在向自己、一名夥伴或治療師敘述整趟旅程。

想一想：

* 在第一幅畫中，你被要求打開大門。你是怎麼穿過大門的？
* 在第二幅畫中，你的眼前出現了一個生物。你怎麼應對？硬碰硬、讓步還是逃跑？
* 在第三和第四幅畫中，你看見的是誰或什麼？你怎麼跟他們互動？事實上，你看見的人或物就象徵你的潛意識。
* 你可以用下方表格對照你的行動屬於消極、果敢還是攻擊型。你喜歡你應對的方式嗎？不喜歡的話，你有力量做出改變！

消極	果敢	攻擊
逃跑	給予東西	動粗
僵住	互動（談話）	打、碰、嚇、殺

第2章　畫出心中的模樣

壓力的模樣

目標
- ✓ 辨識感受。
- ✓ 提升自我覺察。

活動時間：45分鐘

材料
- ☐ 1張4開（約40x 55公分）的高磅數圖畫紙
- ☐ 素描鉛筆
- ☐ 畫筆
- ☐ 水彩顏料
- ☐ 1杯水

壓力是由苛刻環境造成的精神或情緒緊繃狀態。許多人每天生活在這種不安的狀態，而壓力在體內悶久了就會以生理上的疼痛顯現。

在這個練習中，將想像出壓力的模樣，並找出壓力的根源。壓力可能集中在一個特定區域，或分布在數個區域。我曾看著個案透過這個練習，找出壓力所在和原因並進而獲得紓解。

作法：
1. 在紙上畫出身體輪廓，包含頭部、軀幹和手腳。
2. 畫出存在於體內的壓力。想想壓力是什麼形狀和大小，以及存在於何處。
3. 用顏料為作品著色。請選擇大膽色調並把注意力放在體內壓力上。

想一想：
* 你的壓力存在於體內何處？
* 這些身體部位承受壓力多久了？
* 你之前試過舒緩壓力嗎？
* 你能用什麼方式消除壓力？舉例而言，按摩能減輕你的背部壓力嗎？

築起界線而非高牆

目標
- ✓ 發展應對技能。
- ✓ 管理情緒調節。

準備時間：30分鐘
活動時間：30分鐘

材料
- ☐ 各色馬克筆
- ☐ 1張4開（約40x55公分）的高磅數圖畫紙
- ☐ 各式印刷紙（例如：報紙、包裝紙、設計紙）
- ☐ 剪刀
- ☐ 膠水

我們有時很難知道何時該向他人表達情緒，但你可以學著在不壓垮家人、同事或朋友的情況下滿足自己的需求。擁有健康的界線代表知道自己的極限在哪裡。例如，你可能不想向同事或剛認識的朋友透露私底下的生活。其中最重要的，是退一步審視自己在每一段人際關係中的需求。你的界線牆會長什麼樣子？

作法：

1. 花 30 分鐘找出你與他人在身體、情緒和精神層面感到自在的界線。
2. 允許自己說不。
3. 用馬克筆把自己畫在紙張中央；將各種紙張以膠水黏在你的人像周圍，創造健康的界線牆。
4. 想出一個你需要建立界線的人，把他畫在健康的界線牆之外。

想一想：

- 你和朋友、同事、情人或子女之間是否有牆存在？是否有牆阻礙你滋養自己？
- 你的牆有多大？你的牆是否高到沒有人進得來？
- 你要如何築起健康的界線來表達感受？你是否想對人生中某件事說「不」？

第2章 畫出心中的模樣

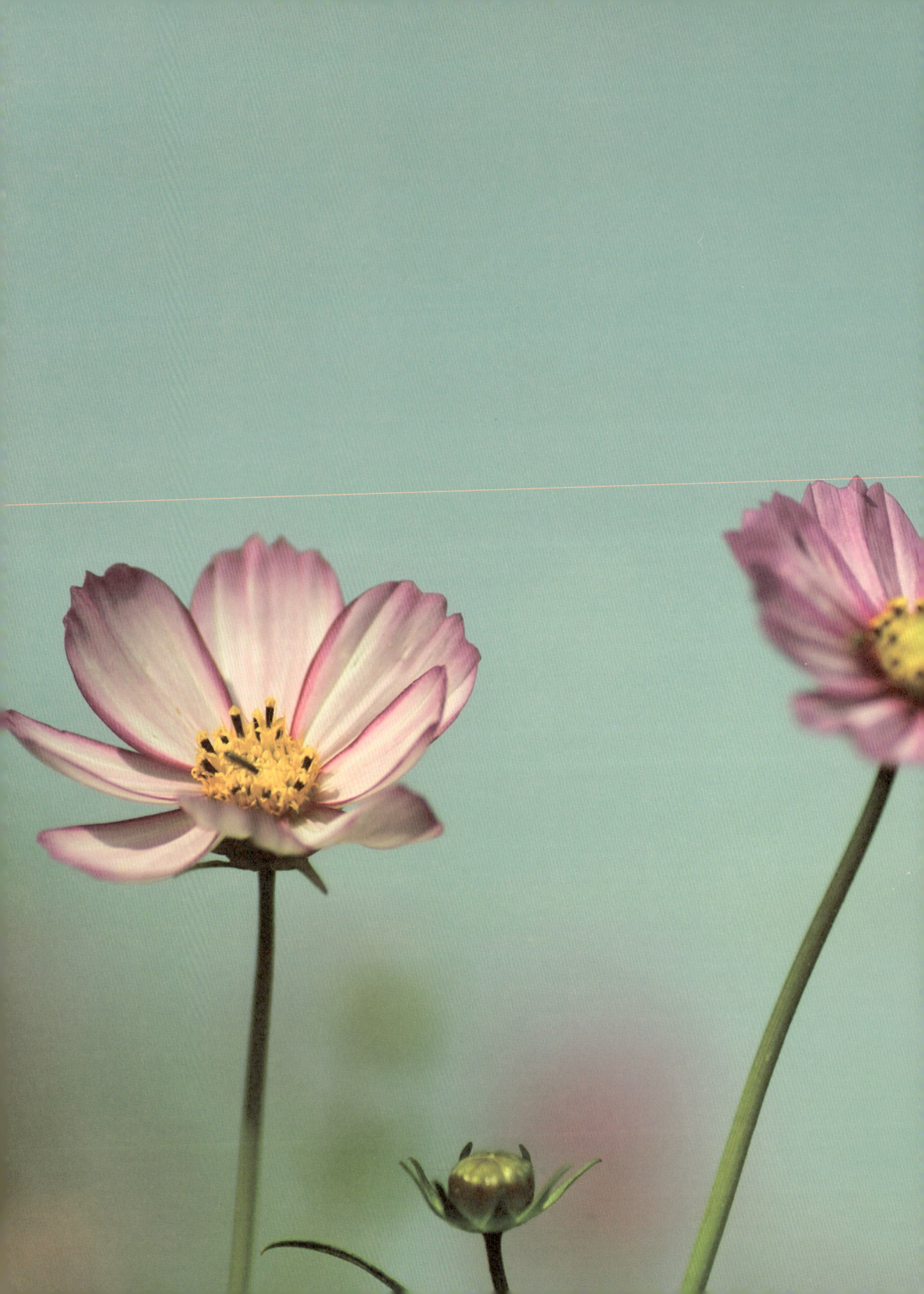

第
3
章

APP修圖
也可以

20個數位＆攝影創作

數位藝術和攝影圖像能喚起記憶，
促使人述說生命故事，並激發其參與心理療癒過程。
觀察和選擇圖像的過程能幫助我們掌握自己的心理狀態。
你的內心可能在創傷經驗中受到傷害，
像是毫無預警的失去親人、虐待、家暴、戰爭、恐怖主義、天災或慢性病。
數位說故事（digital storytelling）、攝影治療和紀念冊，
是本章要討論的其中幾種藝術治療方法。

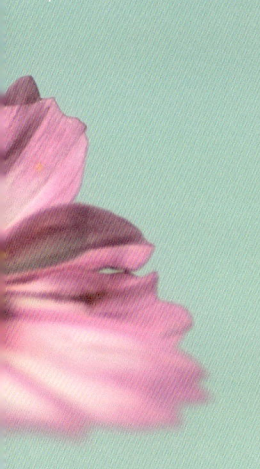

轉印自畫像

目標
- ✓ 協助個人反思。
- ✓ 協助提升自我覺察能力。

活動時間：1小時

材料
- ☐ 自己的相片
- ☐ 1張4開（約40x55公分）的高磅數紙
- ☐ Mod Podge® 膠
- ☐ 壓克力顏料
- ☐ 畫筆
- ☐ 1杯水

當你畫自畫像時，「我是誰？」這個自古以來就存在的問題便會浮上心頭。自我形象能帶來啟示和洞察；你真正的自我，會在你創作自畫像時顯現，而你描繪的細節和選用的顏色，就是你的延伸。在開始之前，先問問自己想要如何被記住，以及你認為別人怎麼看你。透過這個活動，來思索你最棒的特質吧！

作法：

1. 選一張自己過去或現在的相片，影印出來，黑白或彩色皆可。
2. 在紙上塗一層 Mod Podge® 膠。
3. 將影印相片放在 Mod Podge® 膠上，接著再塗一層 Mod Podge® 膠上去。靜置乾燥 20 分鐘。
4. 用顏料為作品添加色彩和情緒表達。

想一想：

* 你如何用顏料來表達情緒？
* 你覺得這幅自畫像，代表你現在的樣子還是理想的自我？

理想自我

目標
- ✓ 增進問題解決的能力。
- ✓ 提升自尊和自我反思。

準備時間：10分鐘
活動時間：50分鐘

材料
☐ 紙
☐ 筆
☐ 數位相機

　　這個活動旨在創造出「一個版本的自我」來代表你想要如何被看見，其重點在於顯現「理想自我」、你想要有什麼感受？在這個練習中，你會創造出那種感受並將其視覺化：透過以下作法用相片創造感受，而這些感受將顯現於現實生活中。

　　你可以天馬行空；如果你想要為人生創造自由，什麼能帶給你這種感受？可能是開一部拉風的車？你可以去車行試駕並拍下相片！想像力是不設限的，放膽作夢吧！

作法：
1. 花 10 分鐘決定你想要被怎麼看見。
2. 列出感受詞彙來形容你被這樣看見時的感受。
3. 寫出可以在現實生活中，創造這些感受的有趣活動；請盡可能發揮想像力。
4. 拍下你做這些活動時的相片。

想一想：
- 你在相片裡看見自己的夢想時，有什麼感受？
- 還有什麼作法可以讓「理想的自我」成真？

美夢成真的電影

目標
- ✓ 辨識長處。
- ✓ 想像正面經驗並顯現未來事件。

準備時間：10分鐘
活動時間：50分鐘

材料
☐ 電腦
☐ PowerPoint 軟體

　　這部電影，是你的人生渴望快照；它讓你看見當下的人生，彷彿你想像的事物皆已成真。想一想目前在人生中為你帶來喜悅的正面事件，說不定你能創造類似經驗？這個活動的重點，在於每天觀看你的心靈電影來獲得良好感受，並釐清對人生的渴望。

作法：

❶ 花 10 分鐘腦力激盪出你對人生的渴望。

❷ 將其中一個渴望，打字打在一頁 PowerPoint 簡報上。

❸ 找一個符合這個渴望的圖片，貼在下一頁簡報上。

❹ 用其他的渴望和圖片，重複作法 ❷ 的動作，創造更多頁簡報。你可以用網路上或自己的圖片。

❺ 考慮把自己最愛的歌曲，加入簡報中。

❻ 用幻燈片模式放映，每天觀看一次。

想一想：

※ 放膽作夢的感覺如何？

※ 讓渴望成真的第一步是想像它的模樣。看見人生中正面事件和肯定的感覺，如何呢？

Pinterest 情緒板

目標
- ✓ 辨識當下的情緒反應。

活動時間：50 分鐘

材料
- ☐ 電腦
- ☐ Pinterest 網站

    Pinterest 平台能讓你創造出各式各樣的情緒板，並全部擺在一起觀看。你可以搜尋與每一種心情呼應的圖片，創作屬於自己的情緒塗鴉牆。

    有一位個案每週都會創造好幾個版面；她喜歡把啟發靈感的事物記錄下來，並把情緒板寄給我看，我們能得知她的人生正在發生什麼事。而這個練習最棒的——是結束後不用洗水彩筆、擦桌子等收拾。

作法：

❶ 打開瀏覽器，連結至 Pinterest.com。若你偏好使用手機，也可下載 app 使用。

❷ 註冊或登入；建立一個情緒板，命名為：情緒板。

❸ 使用搜尋功能找出與你當下心情呼應的物品、地點、顏色和圖案，放到情緒板上。

想一想：

- 創造情緒板時，心中是否浮現了一個主題？那是什麼呢？
- 你中途是否偏離目標，開始看其他網站或部落格？
- 有找到其他想收藏的圖片嗎？可以把它們存起來，作畫時拿出來使用。

肯定圖像

目標
- ✓ 建立自尊。
- ✓ 改變心態。
- ✓ 扭轉受限的負面信念。

活動時間：1小時

材料
- ☐ 紙
- ☐ 素描鉛筆
- ☐ 智慧型手機

　　創造正面肯定，能帶來力量！「肯定」在你需要時能給予情緒上的支持和鼓勵。我喜歡在手機裡儲存肯定圖像，並每天提醒自己具有改變的力量；以數位影像搭配肯定文字能讓影響力更大。

　　在某些情況下，這個活動能實際改善問題，但有些情況則只能轉換心態，無法有立即有效的改變。你可能需要兩種解決方法都試試，看看哪一種比較適合你當下的狀況。

作法：

❶ 在紙上寫下你正在面對的挑戰。
❷ 在挑戰旁邊寫 3～5 個能正面解決這些挑戰的方法。
❸ 創造一個與這些方法相符的肯定圖像。
❹ 根據作法 ❸ 給予的靈感，用手機拍一張相片。再用手機編輯器新增文字或調整相片明暗。
❺ 把作品設成手機或電腦螢幕保護程式使用。

想一想：

※ 你能如何將這個肯定圖像運用在一天當中？
※ 想出積極正面的解決方法，感覺如何？

三幅自拍照

自拍照能反映出你如何看待自己,也可以洞察自己怎麼被看待。而同時創造三張自拍照可能帶來轉變,因為你能同時看見自己的不同面向。

在這個練習中,可以照身體部位或全身,也可以納入身體特徵,或透過肢體語言創造情緒圖像。

作法:
1. 拍一張你看待自己的樣子。
2. 拍一張你認為別人看待你的樣子。
3. 拍一張你希望被看待的樣子。

想一想:
- 哪一張自拍照最容易?哪一張最難?
- 這幾張相片有任何相似之處嗎?
- 又有何不同之處呢?

目標
- ✓ 培養自我反思。
- ✓ 提升創意表達。

活動時間:1小時

材料
☐ 相機

家庭紀念冊

目標

- ✓ 檢視回憶。
- ✓ 釐清人際關係。
- ✓ 瞭解家庭動態。

準備時間：10分鐘
練習時間：50分鐘

材料

- ☐ 過去的紀念冊或照片
- ☐ 現在的照片
- ☐ 空白紀念冊
- ☐ 紀念物（票根、收據、日誌、情書、相片、壓花等）。

「紀念冊」提供一個機會讓你審視過去某一段時間的家庭動態。

觀察這些圖片的肢體語言，能深入瞭解某些人在你的人生中扮演的角色。你可以回顧重大關係、述說你的故事或留下空白創造新的回憶。

作法：

1. 搜集你過去所有的紀念冊和照片。若是數位圖片，請把它們印出來。
2. 審視每一張相片，想一想你跟這些人之間的關係。
3. 看看近期的照片。把代表人生中重要時刻或人物的照片印出來。
4. 把這些照片放入新的空白紀念冊。
5. 若要進一步個人化，可以加上對你來說具有意義的紀念物。

想一想：

* 你的家庭和過去，如何影響今天的你？
* 你想要前往哪裡？

在團體療程中：

完成上述作法後，互相討論家庭傳統及其影響。

數位手札

目標
- ✓ 消化回憶。
- ✓ 發展應對技能。
- ✓ 找出支持系統。

準備時間：10分鐘
練習時間：50分鐘

材料
☐ 電腦

數位手札，簡而言之是讓你把相片電子化並整理在同一個空間中，得以述說人生事件並找出支持系統。此外，你可以加入最愛歌曲、訊息、習慣或甚至對你來說具有特別意義的家庭食譜。

若你想和重要的人分享，也可以包含一則影片訊息。數位手札最大的好處，是可以儲存在隨身碟或硬碟就好，不占實體空間。

作法：

1. 挑選 5～10 張過去和現在的個人圖片。記得其中幾張要包含你和其他人一起拍攝的。
2. 造訪能建立數位相簿的網站。
   例如：FamilyTreeGuide.com 和 Ancestry.com。
3. 在你選擇的網站上，建立個人檔案之後上傳圖片。
4. 按時間先後順序排列，上傳照片。
5. 這個練習可以一次或逐次完成，依個人喜好而定。

想一想：

- 你的相片呈現出什麼樣的關係？
- 你為何選擇這些關係在相簿裡分享？
- 這些關係對你來說，有什麼意義？
- 哪些時期對你而言，有特別重大的意義？

改變形象

這個練習能讓你改造現有形象，並練習運用各種決策技巧。改變形象有無數種方法，你可以選擇喜歡的樣子；過程中沒有對與錯——感覺良好最重要。

目標
- ✓ 減輕壓力。
- ✓ 改善決策技巧。

準備時間：10分鐘
練習時間：50分鐘

材料
- ☐ 修圖軟體或app
- ☐ 電腦
- ☐ 印表機（可省略）

作法：

1. 花 10 分鐘選擇一張自己最喜歡的照片。
2. 打開或下載修圖 app（有免費線上軟體可下載）。
3. 加上美術圖案、文字、紋理和濾鏡來改造相片。若在過程中對效果不滿意，可以隨時回到原始版本。
4. 儲存作品。
5. 想要的話也可以印出來。

想一想：
* 這張圖片對你來說，有什麼重要性？
* 你如何將它改造得更好？

悲傷面貌

目標
- 練習解決問題。
- 提升決策和自我覺察的能力。

準備時間：10分鐘
練習時間：50分鐘

材料
- ☐ 筆
- ☐ 紙
- ☐ 相機

悲傷，有各種程度，像是意志消沉、痛苦不堪和情緒低落。

拍照是提振精神的其中一種方式。它能幫助你放慢速度，強迫你把時間花在自己身上並發掘屬於自己的世界。另外，亦可以利用攝影來記錄各種程度的憂鬱感受。

作法：

1. 至少花 10 分鐘的時間，想一想不同程度的悲傷：極度悲傷、淡淡哀傷、有點難過，每種程度都要想像感受一下。
2. 把這些感受全部寫在紙上。
3. 走出戶外，拍下與這些感受相關的相片。

想一想：

- 有人可以跟你一起去拍照嗎？
- 你的相片呈現出哪些程度的憂鬱？
- 你現在的心情，和哪幾張照片能產生共鳴？

大自然
隨走隨拍

漫步於大自然能讓人放鬆，幫助我們察覺並活在當下。在這個練習中，你將透過察覺呼吸和步伐來培養正念。花點時間慢下腳步，有意識的讓自己察覺周遭環境，如此能減輕壓力以及辨識、管理情緒。

目標
- 辨識情緒。
- 減輕身心壓力。

練習時間：1小時

材料
- ☐ 相機
- ☐ 印表機（可省略）

作法：

1. 在大自然中散步 30 分鐘。慢慢走，注意環境中的細節；強迫自己比以往還要更加詳盡的方式，檢視一切所見所聞。
2. 走路時注意呼吸節奏；慢慢深呼吸，感覺肺部充滿空氣。
3. 一邊走、一邊將注意力集中在周遭環境，讓心靜下來。若腦中冒出日常思緒，像是明天該做什麼，請讓它們隨風而去。
4. 找找看環境中，有哪些事物在視覺上引起你的興趣；如果你看見美麗或勾起情緒的事物，把它們拍下來。
5. 在散步的過程中，拍下任何能引發情緒的事物。
6. 為每一張相片命名。
7. 如果有印表機可以用，不妨將其中幾張相片印出來，提醒自己當時感受到的情緒。舉例而言：你拍了一座湖，因為它能為你帶來平靜，那麼，可將相片放在書桌抽屜內，壓力大的時候就拿出來看看。

想一想:

- 回到家後檢視相片。你能感受到拍照當下的情緒嗎?
- 拍下這些照片後,你的感受是否也跟著改變呢?

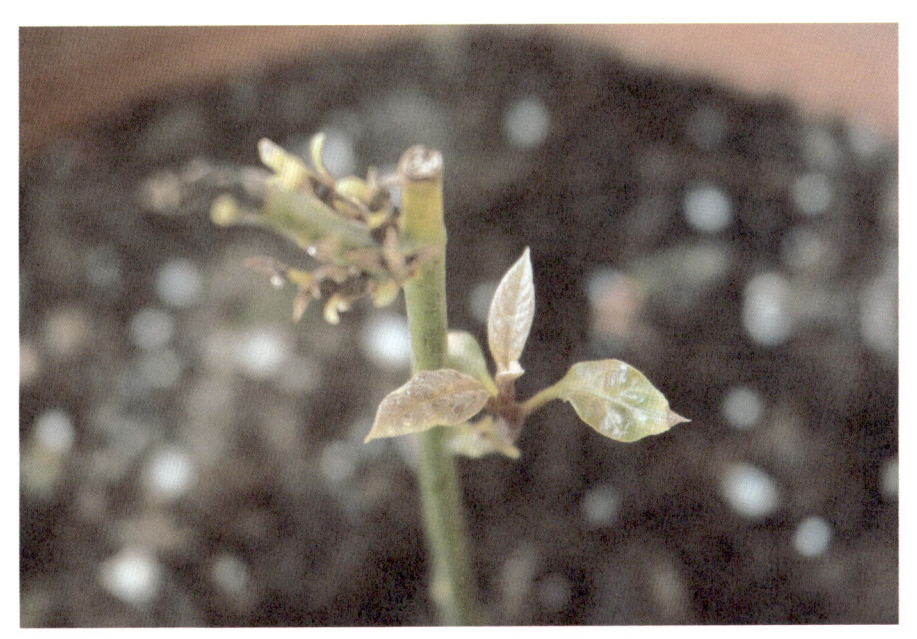

植物具有癒療的力量。感到壓力大時,不妨出門踏青、拍拍照片吧!

拍一張感受

目標
- ✓ 辨識感受。
- ✓ 增進情緒表達。

練習時間：1小時

材料
- ☐ 相機
- ☐ 印表機（可省略）
- ☐ 素描鉛筆
- ☐ 紙

談論憂鬱和焦慮是一件很私密的事，也可能令人難以啟齒。

療癒當中最重要的一步，便是先梳理想法和感受，以釐清痛苦的肇因。找一張圖片代表你的焦慮或憂鬱，可以是表達真實自我的最佳途徑。

作法：

1. 到戶外找一個能捕捉當下感受的物品或景象。
2. 拍幾張該物品或景象的相片。
3. 為每一張相片取名字。
4. 把相片印出來（可省略）。
5. 坐下來，在紙上寫下這些相片的故事以及它們所引發的感受。

想一想：

* 假裝自己是第一次看這些相片。你有什麼新的觀察或體驗嗎？
* 如果要選一個人分享這些相片，你會選誰？為什麼是這個人呢？
* 你為相片取得名字，反映出拍照當下的什麼感受嗎？
* 主題和背景之間有多少空間？主題是否多於一個？

過去、現在與未來

目標
- ✓ 辨識感受。
- ✓ 增進自我覺察。
- ✓ 發展決策與反思技巧。

練習時間：1小時

材料
- ☐ 1張4開（約40x 55公分）的高磅數圖畫紙
- ☐ 素描鉛筆
- ☐ 相片
- ☐ 膠水
- ☐ 雜誌
- ☐ 剪刀

這個練習能帶你透過個人相片，探索自己的歷史；這些相片可以來自童年、家庭、人際關係、工作、休閒活動或任何讓你感興趣的事物。

當你在紙上勾勒歷史時，可能會對過去改觀並產生意想不到的情緒。而處理這些反應有助於自我覺察和提升未來決策的能力。

作法：

1. 在紙上畫兩個重疊的圓圈，形成三個區塊。
2. 從左到右，在三個區塊分別標示「過去」、「現在」和「未來」；把過去的相片黏在「過去」區塊（若不想把原始相片黏上去，可以使用影本）。
3. 把近期的相片黏在「現在」區塊。
4. 把雜誌上能代表未來想望的圖片剪下來，將它們黏在「未來」區塊。

想一想：

- 你能在人生不同時期之間，找到有意義的連結嗎？
- 在創作這個作品的過程中，有沒有被強大的情緒淹沒？那些情緒是什麼？

在團體療程中：

請每位成員分享作品，討論他們來自何處、目前經驗和未來計畫。

第3章　APP修圖也可以

三階段焦慮快照

目標
- ✓ 減輕壓力、調節情緒。
- ✓ 增進面對焦慮的應對技能。

練習時間：1小時

材料
☐ 相機

焦慮是面對壓力的自然反應。輕度焦慮會使胃部不適，脈搏稍微加快；中度焦慮是把所有注意力都放在引起焦慮的事物或情況上，忽視其他的一切；重度焦慮，則會反覆感到一陣陣強烈壓力和恐懼，並在短短幾分鐘內達到高峰（恐慌發作）；你可能會感到大難臨頭、呼吸急促、胸痛或心悸。

藉由檢視和探索這些不同程度的焦慮，你可以學會瞭解情緒並採取作法積極面對。練習中，請使用對你和你的焦慮程度而言，最為私密的意象。

作法：

1. 首先，拍一張能代表輕度焦慮的相片（例如：喝太多咖啡）。
2. 接著，拍一張能代表中度焦慮的相片（例如：約好時間卻遲到）。
3. 最後，拍一張能代表重度焦慮的相片（例如：被困在電梯裡）。

想一想：

- 這幾張相片之間有何不同之處？
- 又有何相似之處？
- 你能如何避免焦慮在未來發生？

正能量
拼貼

目標
- ✓ 減輕壓力。
- ✓ 提升自尊和自我覺察。

準備時間：10分鐘
練習時間：50分鐘

材料
- ☐ 手機或電腦裡的數位相片
- ☐ 印表機
- ☐ 硬紙板
- ☐ 膠水

　　正能量拼貼是把許多正面強大的經驗，結合成一張圖片的創作練習。你可以選擇對你來說重要的圖片，包含大自然漫步隨拍、朋友或感興趣的相片及網路圖片，再以具有美感的方式排列。

　　這個練習最主要的目的，是幫助你提升自尊和自我覺察。我有很多個案喜歡從事這個創作，以作為某段時間的紀念。

作法：

❶ 搜集相片。檢視並挑選幾張代表你的興趣、最愛藝術品、正面回憶、重要地點和重要人物。把這些相片印出來。

❷ 以自己看了最賞心悅目的方式，自由排列相片，黏在硬紙板上。

❸ 拼貼完成後，把它當作一件完整的藝術品來欣賞。反思你在創作後感受到的正面情緒。

想一想：
- 你想跟什麼人分享這件作品？
- 為什麼選擇這個人？

想像力
P圖

目標
- ✓ 增進問題解決的能力。
- ✓ 辨識情緒。
- ✓ 提升自我覺察。

準備時間：10分鐘
練習時間：50分鐘

材料
- ☐ 手機或電腦的數位相片
- ☐ 印表機
- ☐ 剪刀
- ☐ 1張4開（約40x55公分）的高磅數圖畫紙
- ☐ 膠水
- ☐ 油漆筆

　　在這個練習中，你將結合兩張圖片，做出能創造感受的決策。我見過最有意思的圖片創意合成之一，是個案把自拍照的人形剪下，再用風景畫填滿空白處。這件作品令人驚奇的原因，是以意想不到的鮮明圖像填滿開放空間，充滿想像力。

作法：

❶ 找兩張你想要合成的圖片。例如：一張自拍照、一張風景照。

❷ 把這兩張圖片列印出來。

❸ 把圖片剪下來，黏在紙上創造出新的圖片；再用油漆筆增添效果，表達你當下的感受。

想一想：

＊ 你如何與結合後的圖片產生共鳴？

＊ 兩張圖片分別為你帶來什麼感受？結合後又帶來什麼感受？

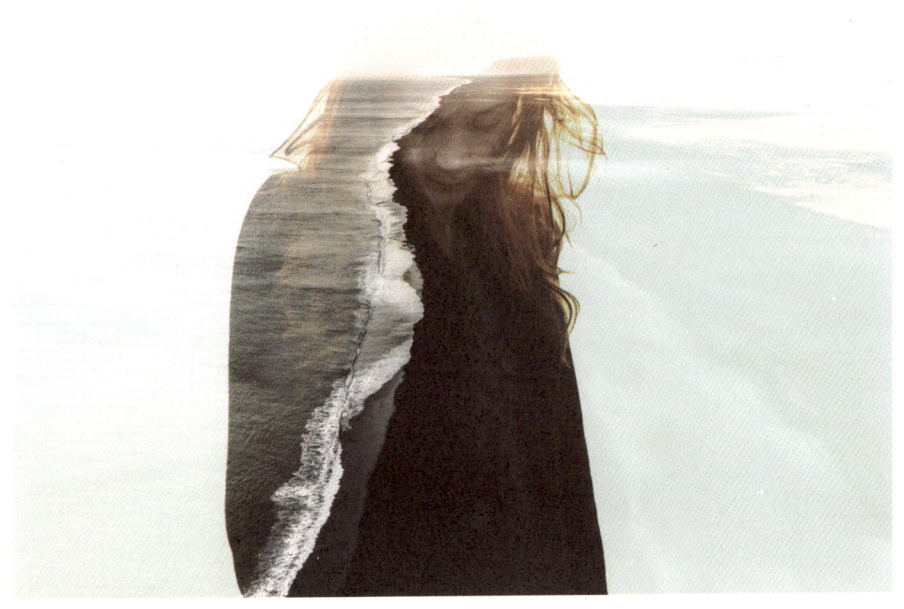

把自己的照片放入大海中,是因為嚮往大海的無邊無際、自由自在嗎?

說說你的故事

這個述說故事的練習，能讓你回顧創傷事件並消化、釐清它所帶來的情緒。回顧的過程，有助於自我反思並將創傷整合至記憶中。

進行自我反思時，記得把自己當作倖存者；你有能力建構故事並看著它展開，便證明你是倖存者。

目標
- ✓ 協助消化、釐清創傷經驗。
- ✓ 增進情緒調節、自我反思和自我觀察技巧。

練習時間：1小時

材料
- ☐ 電腦
- ☐ PowerPoint 軟體
- ☐ 網路圖片

作法：

① 打開一頁空白 PowerPoint 簡報。

② 從第一頁開始寫你的故事。以創傷發生前為起點。要分段或條列都行。

③ 從個人或網路圖片中選一張代表創傷前的故事，加在這頁簡報中。如果沒有空間，可以放在第二頁。

④ 在新的空白頁開啟新的段落；這次寫下創傷經歷。

⑤ 同樣選一張符合這個時期的圖片，加入簡報。

⑥ 在新的空白頁寫下現在的故事。現在的你和過去有何不同？

⑦ 選一張符合現在故事的圖片，加入簡報。

⑧ 完成後，用幻燈片放映模式觀看你的故事。

想一想：

- 觀看完自己的故事後，你的第一個想法是什麼？
- 觀看自己的故事，是否有助於以不同角度看待你的人生經歷？
- 你從這個經驗當中，學到了什麼人生課題？

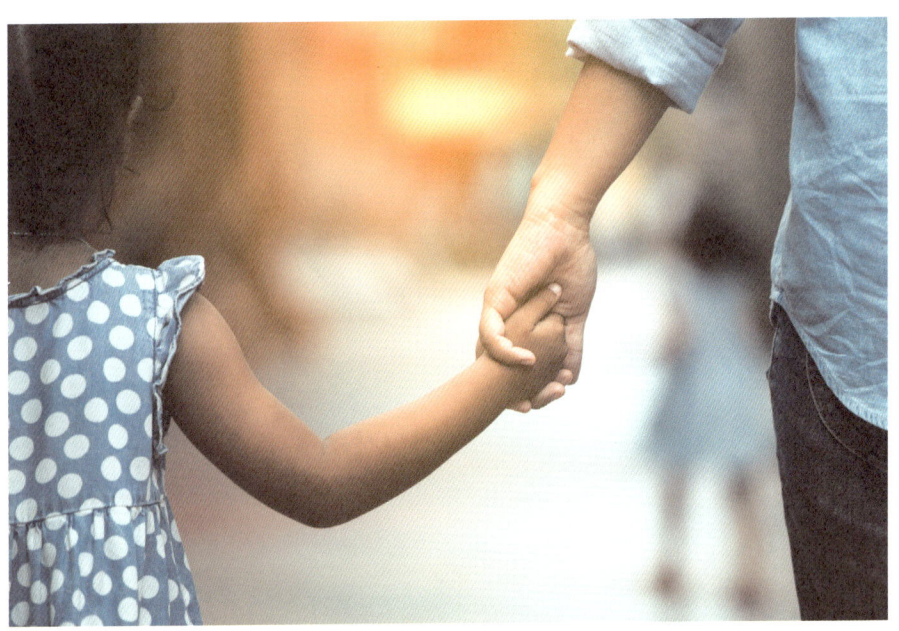

生命中的經驗環環相扣，唯有願意檢視過去的傷痛，才能將情緒真正放下。

迷你療癒電影

目標
- ✓ 發展自我反思和自我覺察。
- ✓ 建構應對和情緒調節技能。

準備時間：10分鐘
練習時間：50分鐘

材料
☐ 影音錄製裝置，例如：智慧型手機或平板電腦

迷你療癒電影製作和一般傳統電影製作很類似，但作法比較簡單容易。

這個練習的用意，在於反思過去經驗並消化情緒以達到更健康的福祉。這個練習可以分幾次進行，不用一口氣完成。

作法：

1. 花 10 分鐘為你的電影決定一個主題。以下提示有助於發想：你是誰？從哪裡來？
2. 在清單上列出你想要包含在電影裡的元素。思考有哪些影像、聲音和文字能幫助你表達主題。
3. 用錄製裝置拍下你的故事。
4. 儲存電影。
5. 從另一個角度觀看電影。

想一想：

* 看著自己述說故事，能讓你得到什麼新的洞察？
* 如果可以重來一遍，你會如何扭轉故事結局？

拍下安全地帶

目標
- ✓ 緩解焦慮。
- ✓ 提升應對和決策技巧。

練習時間：1小時

材料
☐ 相機

所謂的創傷後壓力症候群，是指在歷經創傷事件後所產生的心理不適現象。遭受戰亂、虐待或忽略等痛苦經驗會留下痕跡，在回憶、情緒和身體裡揮之不去。創傷後壓力症候群被觸發時會引發以下症狀：創傷經驗再現、恐慌或焦慮、敏感或反應過度、記憶喪失、麻木或解離。

而透過意象創造一個安全地帶，有助於緩解相關焦慮症狀。找找看哪些空間和地點讓你有安全感，拍下它們。有必要的話也可以自己創造。相片主題可能包含一名友人、一間瑜伽教室或房間內安靜的一角。

作法：
① 用相機拍下讓你感到有安全感的地方。
② 挑戰一下，自己能創造出幾個安全地帶圖像。

想一想：
※ 你選擇的圖像之間有任何相似之處嗎？
※ 如果能身在其中一個圖像，哪裡最令你感到自在？
※ 你如何在周遭環境中，創造更多安全地帶？

創意心靈線上靜修

目標
- ✓ 增進團體溝通、社群支持。
- ✓ 提升自我反思和應對技能。

練習時間：50分鐘

材料
- ☐ 電腦
- ☐ 素描本
- ☐ 素描鉛筆

「創意心靈線上靜修」（Creative Soul Online Retreat）是一個安全、支持性的線上臉書社團，讓大家有機會學習自我照護。在這個社團中，成員分享具啟發性的貼文並互相給予作品回饋。

事實上，參與團體能帶來巨大的情緒修復和療癒效益。我有許多個案在群組中得到正面經驗，並感受到良好的凝聚力和社群意識。

作法：

1. 加入臉書「創意心靈線上靜修」社團（Facebook.com/groups/1668160796774067/）。你會發現我是管理員。
2. 觀看自我照護相關影片。
3. 每天造訪網站並跟隨社團的藝術挑戰。你可以爬文觀看過去的影片和挑戰。
4. 這是一個安全、支持性的社團，你可以在準備好的時候，放心張貼自己的藝術作品。
5. 每個月有一次線上聚會。我們會在聚會中同時一起創作。如果你找不到合適方法加入團體活動，不妨加入線上社群團體，這是一個不錯的方法。

想一想：

- 你之前有加入過線上社群嗎？
- 你覺得「收穫滿滿」或「挑戰重重」的地方是什麼？
- 你要如何在這個新社團發展有效的社群關係？
- 你打算如何與其他成員互動，讓自己也幫助別人更有參與感？
- 你有什麼具體作法，可以透過這個社團練習增進自我反思？

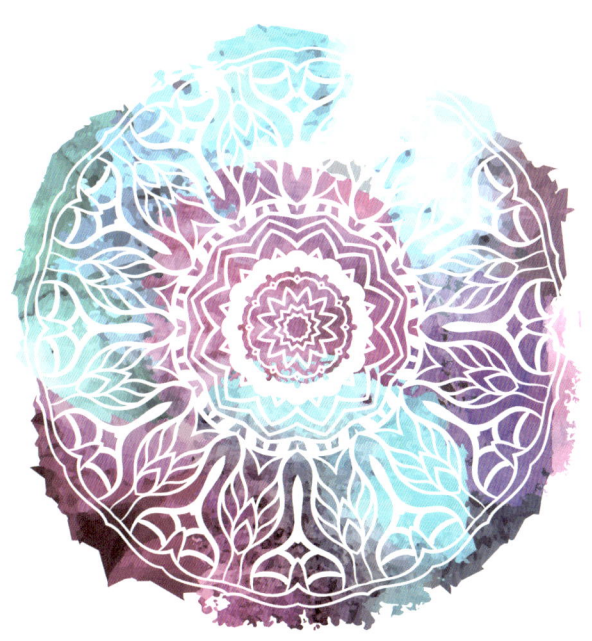

透過參加團體活動，我們能從中學到協同合作、社群意識，甚至公民參與的成就感和控制感，進而提升信心。

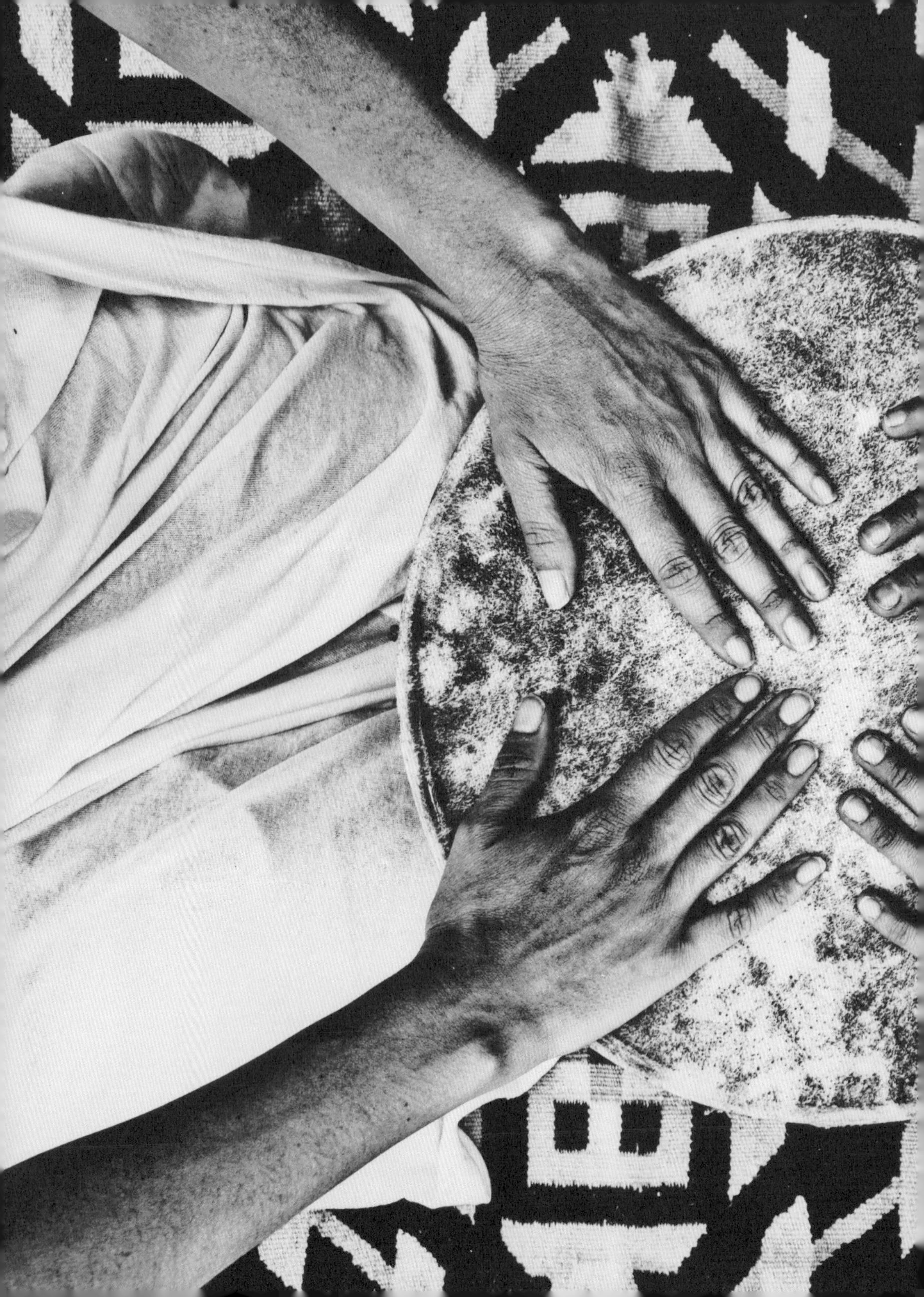

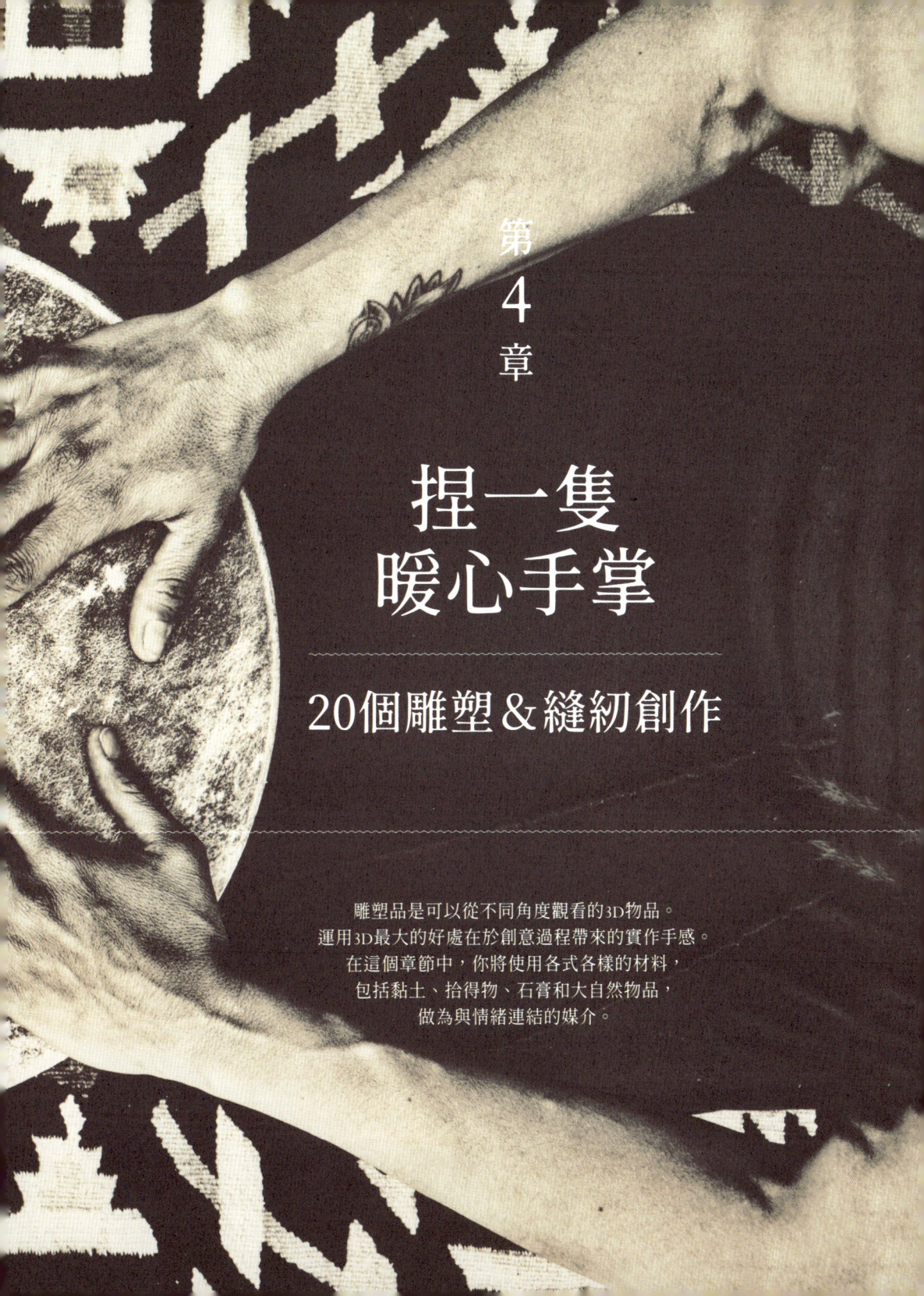

第 4 章

捏一隻
暖心手掌

20個雕塑＆縫紉創作

雕塑品是可以從不同角度觀看的3D物品。
運用3D最大的好處在於創意過程帶來的實作手感。
在這個章節中，你將使用各式各樣的材料，
包括黏土、拾得物、石膏和大自然物品，
做為與情緒連結的媒介。

感受雕塑

目標
- ✓ 減輕壓力。
- ✓ 協助辨識情緒。

練習時間：1小時

材料
- ☐ 自乾黏土
- ☐ 小型三明治塑膠袋
- ☐ 壓克力顏料
- ☐ 畫筆
- ☐ 1杯水

　　感受雕塑能讓你利用感受與感官，創造抽象的形狀。這個練習重點不在於創造了什麼，而是練習使用感官：在擠壓捏塑黏土時產生的感受，是你當下情緒狀態的延伸。換言之，黏土讓你得以將感受具體化。

　　許多個案告訴我，這個練習促使他們把體內的情緒拉出來，因此多能感到如釋重負的感覺。

作法：

1. 將黏土放入塑膠袋。
2. 閉上眼睛；捏塑擠壓袋子裡的黏土。體會黏土在指間移動的感覺。
3. 張開眼睛，把黏土從袋子裡拿出來。做成雕塑品，可以是任意形狀或你想要的樣子。
4. 待黏土乾燥之後，挑選一個代表心境的壓克力顏料顏色，用這個顏色為作品上色。
5. 完全乾燥後，把作品擺在容易拿取的位置，當作可以在指間或手中把玩的慰藉工具。

想一想：

* 當你創造雕塑品時，有什麼情緒產生？
* 你預期這個雕塑品，為你帶來什麼影響？
* 創造出雕塑品後，你有什麼感受？

鋁箔人偶

目標
- ✓ 讓情緒得以妥善表達。
- ✓ 發展自我覺察的能力。

練習時間：1小時

材料
- ☐ 剪刀
- ☐ 尺
- ☐ 鋁箔
- ☐ 毛氈
- ☐ 熱熔膠槍和膠條

此練習的重點，在於做出一個人偶來表達你如何存在於世界上。肢體語言蘊含了情緒。你的人偶會是曲身抱膝、抬頭挺胸還是靜靜坐著？在臨床上，我發現創造一個和肢體語言相關的人偶，能幫助個案在一天當中更加意識到他們的姿態。

此外，這個人偶也有助於你察覺你向他人投射的訊息、向自己傳遞的訊息，以及如何透過更改姿態來改變這個訊息。例如，如果你要投射力量或說服自己隨時都擁有力量，你的人偶可以是雙手叉腰站著的。

作法：

❶ 用鋁箔剪出三個 15x30 公分的方塊，再捲成管狀。

❷ 將第一個管子對摺，做出人偶的腿。

❸ 將第二個管子黏在腿中間，成為頭部和身體。

❹ 將最後一個管子纏繞在身體上，做出手臂。

❺ 替人偶擺姿勢，以代表你當下的感受。剪下毛氈，用熱熔膠槍黏到人偶上，協助表達感受。

想一想：

∗ 你的人偶和你自己在世界上的位置，有何關聯？

∗ 如果你的人偶會說話，它會說些什麼呢？

化腐朽為神奇

目標
- ✓ 減輕壓力。
- ✓ 提升社群意識。
- ✓ 增進解決問題的能力。

準備時間：30分鐘
練習時間：30分鐘

材料
- ☐ 在大自然中找到的物體（石頭、葉子、樹枝等）
- ☐ 熱熔膠槍和膠條

徜徉在大自然中，能放鬆心情；大自然經常能幫助我們冷靜或緩和下來。而這趟大自然尋物之旅的目的，在於沉澱心靈，以全新的眼光看待周遭環境。

你能否撿起一件垃圾，想想有什麼別的方法可以利用它？事實上，你找到什麼東西、拿來做什麼，就是人生的隱喻。

作法：
1. 到大自然中走一走。
2. 一邊走、一邊搜集自然物體。
3. 把這些物體帶回去，攤開來。以熱熔膠槍把它們黏在一起，創造出裝置藝術。

想一想：
* 在大自然中尋找物體時，你有什麼感受？
* 你有變得比較放鬆嗎？
* 把物體拼湊成裝置藝術時，有什麼感受？
* 你的作品因為材質的關係可能無法永久保存；這是故意的。面對無法永久保存的作品，有什麼感受？

在團體療程中：
試著讓所有人共同創造一件大型裝置。

花言花語

目標
- ✓ 減輕壓力。
- ✓ 發展創意表達。

練習時間：50分鐘

材料
☐ 鮮花（撿來或購買的皆可）

看看周遭的花朵，辨識它們的形態，想一想你要怎麼擺放它們來表達當下心情。

這個創意表達過程，能提振心情並減輕你可能正在承受的壓力。我的個案往往喜歡把最後完成的作品拍下來，以捕捉這稍縱即逝的美麗。

作法：

❶ 從大自然漫步中搜集花朵或從花店購買。你也可以用石頭或葉子替代。

❷ 摘下花瓣，依照顏色分類；或將石頭或葉子依照顏色分類。

❸ 以具有美感的方式，排列這些顏色。

❹ 在口頭上將這件作品獻給某個人。

想一想：

∗ 以這種方式和大自然連結，帶給你什麼樣的感受？

∗ 你為什麼選擇將你的美麗作品獻給這個人？

私人聖壇

目標
- ✓ 減輕壓力。
- ✓ 增進應對技能。

準備時間：10分鐘
練習時間：50分鐘

材料
- ☐ 對你而言具有啟發性的物品，例如：花、葉子、蠟燭、書、詩、歌詞、相片、玩偶、水晶、藝術品等

聖壇是一個專屬於自我照護、靈性和正面能量的私人神聖空間。你想要為人生帶來更多的什麼？是平靜、療癒、富足、愛、保護嗎？這座聖壇位於你的生活空間，提醒你日常的自我照護。在這個空間內，你可以做任何能為你帶來平靜的事。

作法：

① 為你的聖壇找一個地點（例如：床頭櫃或房間一角）。確保東西放在這裡不會被打擾或移動。

② 為你的聖壇挑選至少一個主題。你可以選擇平靜、富足、保護、療癒或啟發。

③ 為你的聖壇挑選 5～10 個關鍵啟發物。

④ 東西全都擺放設定好後，給予聖壇祝福。把想法化為文字，在心裡默念或念出聲音來表達希望；長短不限，由你決定。

⑤ 使用聖壇的方法為坐在靠近它的地方，談談自己的目標和表現。

想一想：

* 你會多常使用這座聖壇？
* 把時間花在自己身上的感覺如何？
* 擁有屬於自己的空間感覺如何？

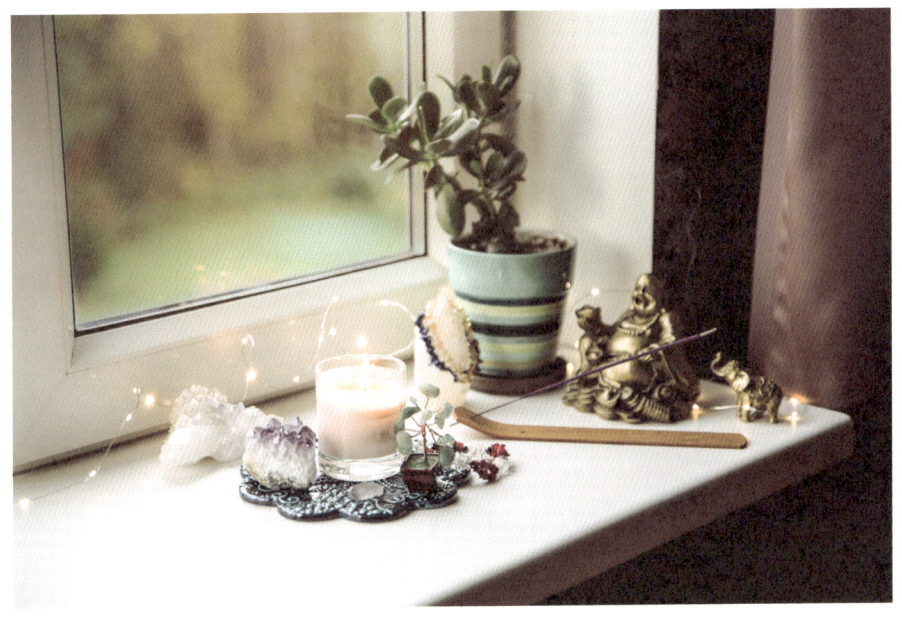

創作一個專屬的個人隱密空間，為自己打造專屬的心靈平靜。

守護玩偶

目標
- ✓ 增加安全感。
- ✓ 發展應對技能。

準備時間：10分鐘
練習時間：50分鐘

材料
- ☐ 50公分的金屬線
- ☐ 軟陶
- ☐ 剪刀
- ☐ 布料
- ☐ 拾得物
  （例如：羽毛、花朵、葉子）
- ☐ 熱熔膠槍和膠條

人們透過好幾種象徵和人物，得到安全感和慰藉。這些象徵和人物包括指導靈、天使、天使長以及其他許多形象。

創造一個玩偶，能讓你擁有守護者的實體象徵；它象徵你渴望什麼、想要顯現什麼。

作法：

❶ 首先，為你的玩偶設定一個目的。你希望它為你扮演什麼角色？它要幫助你感到平靜、有安全感還是成為一段旅程的嚮導？花10分鐘思考。決定之後，創作玩偶時請全程把這個目的，放在心中。

❷ 將金屬線剪成兩半；其中一條摺成U形。

❸ 將U形線的兩端相互纏繞成一個圓圈，做出玩偶的頭部形狀。

❹ 再將另一條金屬線纏繞在第一條的中央，做出兩隻手臂。第一條金屬線的兩個末端現在應該像雙腿一樣，往外突出。

❺ 將軟陶覆蓋圓形線圈，形塑頭部，把頭部雕塑成一張臉。

❻ 依照軟陶包裝指示將玩偶放入烤箱烘烤。

❼ 用布和拾得物裝飾玩偶身體；若有需要，可再用熱熔膠固定。

想一想：

* 你為玩偶設定的目的是什麼？大聲說出來。
* 你打算將玩偶放在哪裡？
* 你的玩偶叫什麼名字？
* 你打算怎麼使用這個玩偶，來持續實現目的？

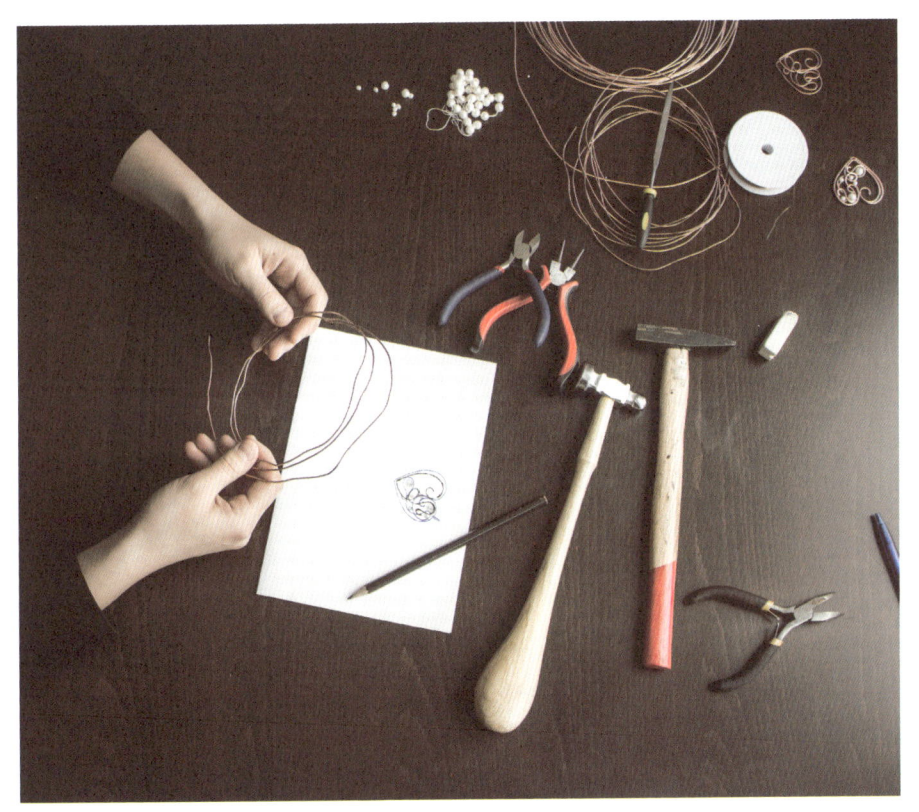

動手做一個玩偶，把所有的情緒都轉嫁到它的身上吧！

情緒面具

目標
- ✓ 增進自我覺察。
- ✓ 提升情緒調節和應對技能。

練習時間：1小時

材料
- ☐ 石膏繃帶
- ☐ 剪刀
- ☐ 1碗水
- ☐ 臉模
- ☐ 壓克力顏料
- ☐ 畫筆
- ☐ 1杯水

這個練習，能表達出我們向外界透露或隱藏的訊息。面具外側反映我們看自己的樣子或是給別人看的樣子；面具內側則承載了我們的情緒。我們可能會隱藏在社交上不被接受的情緒，像是憤怒、貪婪、嫉妒或羞恥，而面具能讓我們表達出壓抑的情緒。

這個練習有兩種進行方式，皆列於下方。第一個練習的目標，是增加新的應對能力以應付強烈情緒；第二個練習的目標，則是讓當下的情緒被看見。

作法：

❶ 將石膏繃帶剪成條狀，再把條狀石膏繃帶沾水，使其活化後，鋪在臉模上。

❷ 鋪上三層讓面具更堅固；等待15分鐘定型乾燥。

❸ 以你當下感受到的顏色，在面具內側著色。

❹ 練習❶：想一個新的應對技能來幫助你更有效的管理情緒。想好之後，選一個讓你聯想到這個技能的顏色，塗在面具外側。

❺ 練習❷：為當下的心境創造一個心像，選一個讓你聯想到這個心像的顏色，塗在面具外側。例如，你可能正在反思最近的創傷，而那個創傷在你心中是紅色的。若是如此，你可以在面具外側塗上紅色。

想一想：

* 戴上你的面具，演出你創造的角色。這個人想說什麼？
* 面具內側的感受和外側顯示的模樣，有何不同？
* 你對自己有了什麼更深刻的瞭解？

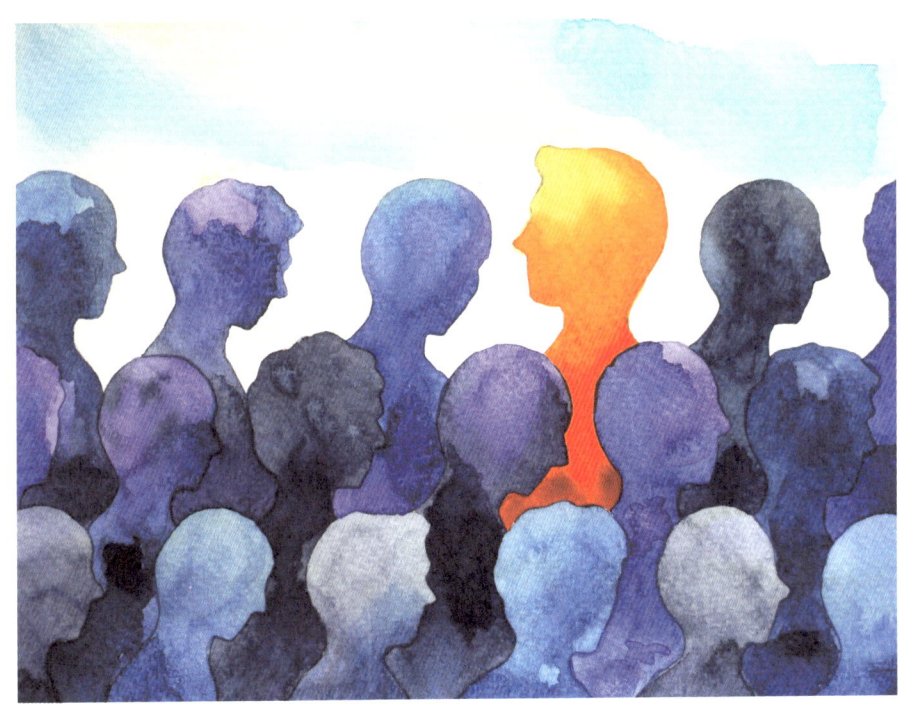

「我是誰？」是當我們面對情緒無發宣洩時，經常提出的問題。做一個自己的面具，保持一點距離觀看，可能就會知道自己是誰了。

減壓
接地石

目標
- ✓ 緩解焦慮。
- ✓ 發展應對技能。

準備時間：10分鐘
練習時間：30分鐘

材料
- ☐ 小顆的鵝卵石
- ☐ 各色馬克筆

這個能量接地練習，是幫助你緩解焦慮感的絕佳方式。「接地」就是將能量與大地連結，如此能讓你更活在當下。

接地石可以隨時放在口袋裡，如此，當被情緒淹沒時就能立刻拿出來握著。把石頭握在手裡的動作有助於安定心神和專注於當下。此外，還可以再加上一個讓自己微笑的詞彙。其他接地的方式還有赤腳站在草地上、觸摸樹幹或慢慢深呼吸十次。

作法：

1. 瀏覽各式各樣和自己手掌差不多大小的鵝卵石。
2. 挑出第一眼就吸引你注意，且握起來手感很好的一塊石頭。
3. 看看你的馬克筆，選一個或多個能與你產生共鳴的顏色，為石頭著色。
4. 選一個具有安定力量的正面詞彙，用黑色馬克筆寫在石頭上。
5. 把這塊石頭帶在身上。

想一想：

* 什麼原因會引發你焦慮？
* 你能不能想像一股安定感湧入，幫助你消除焦慮？
* 你認為何時是攜帶石頭的好時機？

家庭雕塑

目標

✓ 更加瞭解自身家庭動態。

練習時間：1小時

材料

☐ 自乾黏土
☐ 雕塑工具
☐ 紙
☐ 素描鉛筆

　　從小的教養，會形塑你成年後的信念和世界觀。為了洞悉家庭動態，有必要探索每一位家庭成員，在你的人生中所扮演的角色。這些關係意義重大：他們是帶來支持還是充滿挑戰？

　　為了探索家人之間的情緒動態和角色，你將製作每一位家庭成員的黏土人偶：母親、父親、兄弟姊妹和任何親近或具有影響力的家庭成員。

作法：

❶ 根據黏土包裝指示，為每一位對你意義重大的家人做出人偶。

❷ 製作人偶時，把內心浮現的感受記下來；你可以寫在紙上。

想一想：

∗ 每一位家人各自扮演什麼角色？你在這個動態中處於哪個位置？
∗ 誰最支持你？
∗ 你能用什麼方法增進家庭關係？
∗ 想到家人時，你有什麼感受？

第4章　捏一隻暖心手掌

痛苦之身

目標
- ✓ 增進情緒調節。
- ✓ 提升應對技能。

練習時間：1小時

材料
- ☐ 自乾黏土
- ☐ 雕塑工具

痛苦的情緒若沒有適當排解，可能具有高度毀滅性。時間一久，累積的負面情緒便會造成痛苦之身。我第一次聽到「痛苦之身」（painbody）這個詞，是因為艾克哈特・托勒（Eckhart Tolle）。

他說當我們緊緊抓住痛苦的人生經驗而不知道該放手時，就會帶來「痛苦之身」。這些負面感受悶在心裡，形成一種痛苦能量。若經年累月不斷發生，痛苦之身會變大、潰爛。為了治療這一股能量，我們必須從情緒中抽離出來。在這個練習中，你將創造出代表痛苦之身的黏土人偶，進而拋開情緒傷痛。

作法：

❶ 用黏土製作一個人偶。從捏出一顆球做成頭部開始。再做出長方形的身體。接著，揉出長條狀的四肢。
❷ 用雕塑工具將各個部位黏接在一起，再加上五官。
❸ 最後，為你的黏土痛苦之身取名。

想一想：

∗ 當你下一次感到憤怒時，停下來，為這個憤怒取個名字。把自己跟感受分開，能讓你做出更好的選擇去應對當下。你上一次發怒是什麼時候？
∗ 你的痛苦之身有多大？
∗ 你現在能感覺到別人的痛苦之身嗎？

五彩經幡

經幡，在西藏和佛教傳統中有數千年歷史，這些旗幟上面印有佛教意象的方塊，並使用相同的五種顏色，十個一組以相同順序懸掛。五種顏色代表五個基本元素，一定要從左掛到右。藍色象徵藍天、白色象徵白雲、紅色象徵火焰、綠色象徵綠水、黃色象徵黃土。你可以賦予每一片布對你來說重要的意義，像是療癒、愛、友情、自我照護和自我賦權。

目標
- ✓ 表達希望和夢想。
- ✓ 設定目標。

練習時間：1小時

材料
- ☐ 布
- ☐ 尺
- ☐ 剪刀
- ☐ 縫針
- ☐ 線
- ☐ 布料彩繪筆
- ☐ 繪布顏料
- ☐ 畫筆
- ☐ 1杯水
- ☐ 繩子

作法：

❶ 將布剪成約 12x17 公分的長方形。

❷ 由上往下摺約 7 公分，做出了一個袖套。

❸ 用顏料為幡布畫上能與你產生共鳴的顏色和象徵。再用彩繪筆，在幡布上寫下鞏固目標的文字。

❹ 把繩子穿過作法 ❷ 的袖套，使幡布往下垂。掛在外面讓風揚起你的目標。

❺ 若要持續療癒，可以每天製作一面幡布，連續 10 天做出一整套，穿到同一條繩子上。

想一想：

* 你在幡布上寫了什麼目標？
* 它們在你此刻的人生中，有什麼重要意義？

在團體療程中：

各自製作自己的幡布，完成後互相分享目標。

第4章 捏一隻暖心手掌

夢想之盒

目標
- ✓ 辨識目標和夢想。

準備時間：10分鐘
練習時間：50分鐘

材料
- ☐ 雜誌
- ☐ 剪刀
- ☐ 紙盒

夢想之盒，其主要的目的是設定自己想要為人生帶來什麼目標。選擇一個目標，找出能將它視覺化的圖片；也可以把圖片換成過渡物，收藏在盒子裡。「過渡物」是能帶給你慰藉的物品，特別是在不尋常或獨特的情境中。

舉例而言，我戴著一條鑰匙項鍊做為幸運符。不戴的時候，我喜歡把它放在夢想盒裡收好。請盡情發揮創意，仔細思考你要為人生帶來什麼。

作法：

❶ 花一些時間，找出一件你想為人生帶來的事物。

❷ 把雜誌上代表這個渴望的圖片和正面語錄剪下來，放進夢想之盒中。

❸ 用夢想之盒，收藏一個能為你帶來一整天慰藉的特別過渡物，像是手環、護身符或石頭。

想一想：

* 如果沒有任何限制或恐懼，你會許下什麼願望？
* 你相信自己，值得擁有想要的事物嗎？
* 令你無法實現願望的阻礙，會是什麼？
* 你能不能想出一個跟夢想相關的肯定，讓你建立信心，實現夢想？

集合藝術

目標
- ✓ 增進問題解決的能力。
- ✓ 緩解壓力。

練習時間：1小時

材料
- ☐ 拾得物（例如：小玩具、小裝飾品、壞掉的小物品、舊首飾等）
- ☐ 木盒（差不多雪茄盒大小）
- ☐ 熱熔膠槍和膠條

集合（assemblage）是組裝 3D 拾得物的藝術。類似拼貼，但拼貼只是 2D 媒介。把拾得物拼湊在一起，創造出煥然一新的作品，能賦予它們新的意義。

你可以加上具有珍貴回憶的個人物品、旅行時買的小飾品或任何吸引你目光的有趣玩意。大膽嘗試，在藝術創作過程中自由開展，帶給自己驚喜。

作法：
❶ 以好玩的方式將物品組合在一起，放進木盒內。
❷ 用點巧思從舊翻新。
❸ 把物品黏在一起或黏在木盒上。
❹ 為你的作品賦予新的意義。

想一想：
* 你的藝術作品如何反映你目前處在人生中的位置？
* 做出來的成品令你意外嗎？這個過程對你來說是否具有挑戰性？
* 出現挑戰時，你如何應對？
* 如果你的作品會說話，它會向你傳達什麼訊息？

希望之盒

目標
✓ 緩解焦慮、憂鬱和創傷後壓力症候群等。

準備時間：10分鐘
練習時間：1小時

材料
☐ 薄荷糖錫盒
☐ 噴漆
☐ 拾得物
☐ 各種紙張和相片
☐ 熱熔膠槍和膠條

想一想一個口袋大小的雕塑品，其蘊含強烈重要訊息的妙用。現在再把希望加到這個視覺圖像裡；「希望」是對於實現渴望的期待。建立療癒心態和創造充實人生，應該要擺在信念的最前面，因為它無疑是許多人都有的具體希望。

「希望」在你眼中是什麼模樣？有沒有任何象徵、動物或文字訊息，能與希望產生共鳴並收藏在你的希望之盒中呢？

作法：

❶ 花10分鐘找出你在人生中，想要得到更多的事物是什麼。

❷ 在薄荷糖錫盒外側塗上噴漆。

❸ 用拾得物、紙張和相片在錫盒內，拼湊出一幅景象，代表你想要的事物。

❹ 把這幅景象黏在錫盒內。

想一想：

∗ 你在創作時，腦中出現了什麼想法？

∗ 你會把這個錫盒放在哪裡？

∗ 你會隨身帶著希望之盒嗎？

療癒之心

目標
- ✓ 管理情緒調節。
- ✓ 發展應對技能。

練習時間：1小時

材料
- ☐ 布（彩繪或印刷）
- ☐ 剪刀
- ☐ 各種拾得物
- ☐ 珠子和亮片
- ☐ 顏料
- ☐ 畫筆
- ☐ 1杯水
- ☐ 布料彩繪筆
- ☐ 線
- ☐ 縫針
- ☐ 縫紉機（可省略）
- ☐ 約200公克的枕頭填充物（自選）

我們的心中，承載了許多的情緒；如果你可以描繪內心的感受，它會是什麼模樣？現在，你的心是否感到被愛、迷惘、充實、自由、怨恨、破碎、沉重、受傷或明亮？我們的心是具有韌性的，因此只要有妥善照料、關注和自我疼惜就能修補傷痕累累的心。

在這個練習中，你將創造出你的心，並以最能表達其中感受的方式填滿它。我在個案的作品中見過許多不同種類的心。有些是破碎的、有的是被關在籠子內，有的則是長了翅膀。每一個人的心都獨一無二，由過往經驗形塑而成。

作法：

❶ 使用跟你的心一樣顏色的彩繪或印刷布，將布剪成兩片同樣大小的心形。

❷ 用拾得物、珠子、亮片和顏料，以最能反映今天你看待心的方式，加以裝飾。

❸ 用彩繪筆，在心上寫下自己的故事或一句名言。

❹ 待兩面都乾了後，背對背疊在一起縫起來。記得留約2公分的洞口，塞入填充物之後縫合。

想一想：

* 你會如何形容今天的心？
* 你希望你的心，把什麼情緒帶到未來？

第4章 捏一隻暖心手掌

回憶的紀念品

目標
- ✓ 增加正面情緒。
- ✓ 協助消化回憶。

準備時間：10分鐘
練習時間：50分鐘

材料
- ☐ 紀念物（例如：票根、收據、日記本、情書、相片、壓花等）
- ☐ 碎布
- ☐ 縫紉機（可省略）
- ☐ 縫針
- ☐ 線

回憶之線，是由最愛的經歷集結而成；像這樣的特別藝術品，強調了人生中其實有許多珍貴時刻。記住，重點是聚焦於正面回憶上，因為正面和愉快的能量，會吸引更多正面和愉快的能量。

在這個練習中，你將搜集人生中正面時刻的象徵以吸引更多正面經驗。換言之，過往事件將被改造成全新的作品。

作法：

❶ 在家中四處走走，搜集具有正面能量的紀念物和碎布（例如：親人的舊T恤）。
❷ 用碎布把紀念物，紮成一小包一小包的正面回憶。
❸ 用縫紉機或針線，把小包縫在一起。
❹ 完成後，可以把它掛在牆上或隨身攜帶。

想一想：

* 你在搜集回憶時有什麼感受？
* 你如何把回憶紮在一起？
* 你的作品是否反映出人生中的某個時期？
* 你現在想要怎麼做，來增加正面感受？
* 我有許多個案喜歡為自己安排好玩約會，或是找人敘舊重溫快樂時光。你會怎麼與自己或他人再次建立聯繫，重現快樂時光？

優點圈圈

目標
- ✓ 促進放鬆。
- ✓ 減輕焦慮。
- ✓ 提升自尊。

練習時間：1小時

材料
- ☐ 自乾黏土
- ☐ 壓克力顏料
- ☐ 畫筆
- ☐ 1杯水

這個練習的目標，是為每個圈圈找出一個優點。一旦開始仔細思考，你可能會發現原來自己擁有這麼多優點。這是一個有難度的練習，因此願意嘗試的你，很勇敢。所以把「勇敢」加上去吧！

此外，你是否有同情心、同理心、創意、大膽、勇敢、好奇、聰明、愛開玩笑或熱情？你將透過此練習用黏土製作一個花盆。從基底開始做起，然後一圈圈往上疊。除了花盆之外，也可以當作居家容器。

作法：

❶ 用捶、壓、擠、捏的方式玩玩黏土；把黏土壓平，做出花盆底座。取一塊黏土，在桌子上搓成像蛇一樣的長條狀，把它圍在底座上。

❷ 繼續做出長條，一圈圈疊上去，直到你想要的高度；每做完一圈就找出一項你的優點。

❸ 待黏土乾了之後，用顏料上色。

❹ 如果你做出很大的花盆，或許需要耗費超過 60 分鐘的時間，可以改天再繼續做，不必一次完成。

想一想：

∗ 驚訝自己有這麼多優點嗎？還希望能有哪些特點？

∗ 另一個使用這個花盆的方式，是在紙上寫下一個艱難處境，然後把紙放入花盆。你是否正在經歷任何困難，需要力量去面對呢？

不完美的碗

目標
- ✓ 管理情緒調節。
- ✓ 發展應對技能。

準備時間：10分鐘
練習時間：50分鐘

材料
- ☐ 打底噴霧
- ☐ 陶瓷碗
- ☐ 吹風機
- ☐ 大塑膠袋
- ☐ 鐵鎚
- ☐ 顏料
- ☐ 畫筆
- ☐ 1杯水
- ☐ 液體膠水
- ☐ 各色馬克筆

在日本傳統工藝中，有一種以金色材料修補破碗裂痕的藝術「金繕」（Kintsukuroi）。器皿的歷史沒有被隱藏，而是修復後以美麗的樣貌呈現裂痕。這種藝術形式帶來啟示：破損、療癒和轉變有其獨特的美。

這支碗，就是我們的象徵，容納了許多事物：有時我們會情緒崩潰而需要復元。在這個練習中，你將打破一個碗，然後修補它，並在碗的內、外側寫上文字，做為本質的展現。

作法：

❶ 將打底噴霧，噴在陶瓷碗外側；可以使用舊碗或去二手商店買一個。

❷ 用吹風機吹乾。乾燥之後，將碗放入塑膠袋中。

❸ 將袋子放在堅硬表面上，用鐵鎚輕敲碗的邊緣，讓它碎成數片。

❹ 把碎片從袋子裡拿出來著色，待顏料乾了之後，用膠水把碗黏回去。

❺ 選一個能讓你產生共鳴的馬克筆顏色，在碗的外側描出裂痕線條。

❻ 用馬克筆在碗的內側寫下文字，表達你的感受。

想一想：

∗ 你是否覺得困難的經歷，讓你變得更美好？

∗ 這些經歷是否也讓你更明智、堅強或有同情心？

情緒收納盒

目標
- ✓ 管理情緒。
- ✓ 發展應對技能。

練習時間：50分鐘

材料
- ☐ 小型木盒或紙盒
- ☐ 壓克力顏料
- ☐ 畫筆
- ☐ 1杯水
- ☐ 液體膠水
- ☐ 拾得物
- ☐ 筆
- ☐ 紙

這個收納盒，用來容納你無法控制的情況、感受或挑戰。你可以把焦慮、恐懼、不安或任何占據腦袋的思緒都裝進去。把這些憂慮寫下，抱持著正念放入盒子，交給更高的力量來解決吧！

這種象徵能讓你從改變不了的事物中得到解脫，並在過程接受自己已經盡了一切努力。此外這個藝術經驗，亦能幫助我們將焦慮放下，把焦慮當作是一場學習歷程。我看過這個練習幫助過不少受焦慮所苦的個案，因為它賦予他們力量，選擇不再為情況擔憂。

作法：

1. 在盒子外側彩繪。
2. 用膠水把拾得物黏在盒子上做裝飾。
3. 在一張紙上寫下任何祕密、恐懼、不安或焦慮。再抱持著正念把它們放入盒中。

想一想：

* 當你讓更高的力量幫你解決問題時，感覺是否不一樣？有何不同？
* 你是否曾經借助信仰來面對其他人生處境？
* 你是否將禱告當作一種應對方式？

倖存者手模

目標
- ✓ 消化情緒。
- ✓ 提高自我價值。
- ✓ 協助從創傷中找到力量。

準備時間：10分鐘
練習時間：50分鐘

材料
- ☐ 藻酸鹽（或其他手模製作工具組）
- ☐ 石膏
- ☐ 手套
- ☐ 碗
- ☐ 壓克力顏料
- ☐ 畫筆
- ☐ 1杯水
- ☐ 石膏條（選用）
- ☐ 石油膠（選用）

雙手具有表達和賦權能力。因此，不妨探索你的雙手，看看它能如何以不同方式述說故事。一個拳頭、雙手捧成碗狀、雙手合十或比「耶」的手勢各自述說什麼故事？你的雙手如何呈現你現在的感受或是想要擁有的感受？

此外，手勢也可以傳達生動、有效的訊息。我有位個案做出的手模，是攤開雙手接受東西的樣子。成品非常漂亮，連細毛和血管等細節都清晰可見。她決定不彩繪，保留石膏的白色。

作法：

❶ 花 10 分鐘嘗試各式各樣的不同手勢。最後決定一個手勢，做成手模。

❷ 依照包裝指示準備藻酸鹽。如果沒有藻酸鹽，可以試試其他兩種選項：（1）將濕石膏倒入橡膠手套，用橡皮筋綁起來封住開口。靜置一晚，乾燥之後移除手套。（2）或是把石膏條鋪在手上。記得先上一層石油膠再鋪石膏條，以免石膏黏在皮膚上。定型之後，取出石膏模。

❸ 找一個舒服的姿勢坐下，把藻酸鹽倒在手上，待 20 分鐘定型，再慢慢把手從藻酸鹽裡拿出來。

❹ 混合石膏（等量乾石膏和水），將石膏倒入藻酸鹽模具，靜置一天。

❺ 小心地把藻酸鹽剝開。切口小一點，以免脆弱的手指部分斷裂。

❻ 可以讓作品保留原始的白石膏狀態，或是用顏料裝飾。

想一想：

* 你的手蘊含了什麼訊息？
* 你希望你的手，實際上握住什麼東西嗎？
* 你是否選擇使用顏料裝飾手模？為什麼？

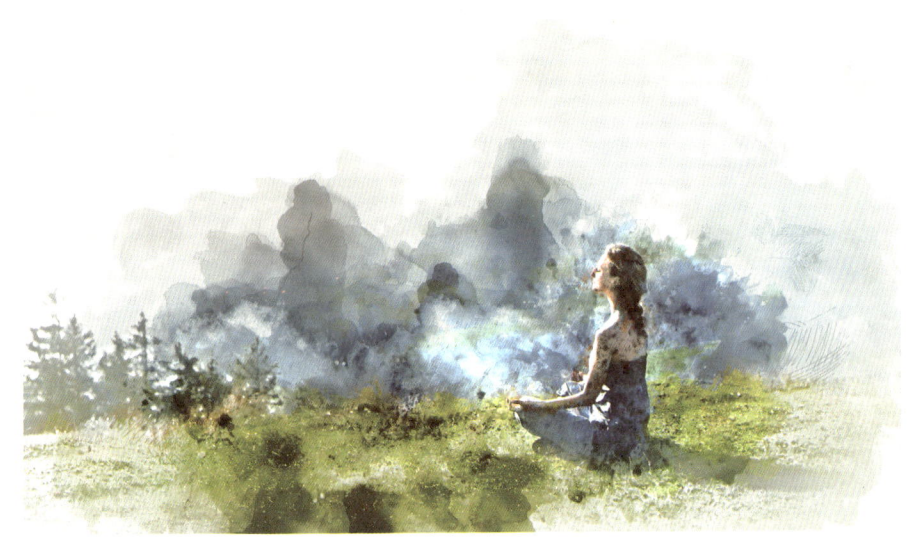

靜下心，就能看見全新的自己。

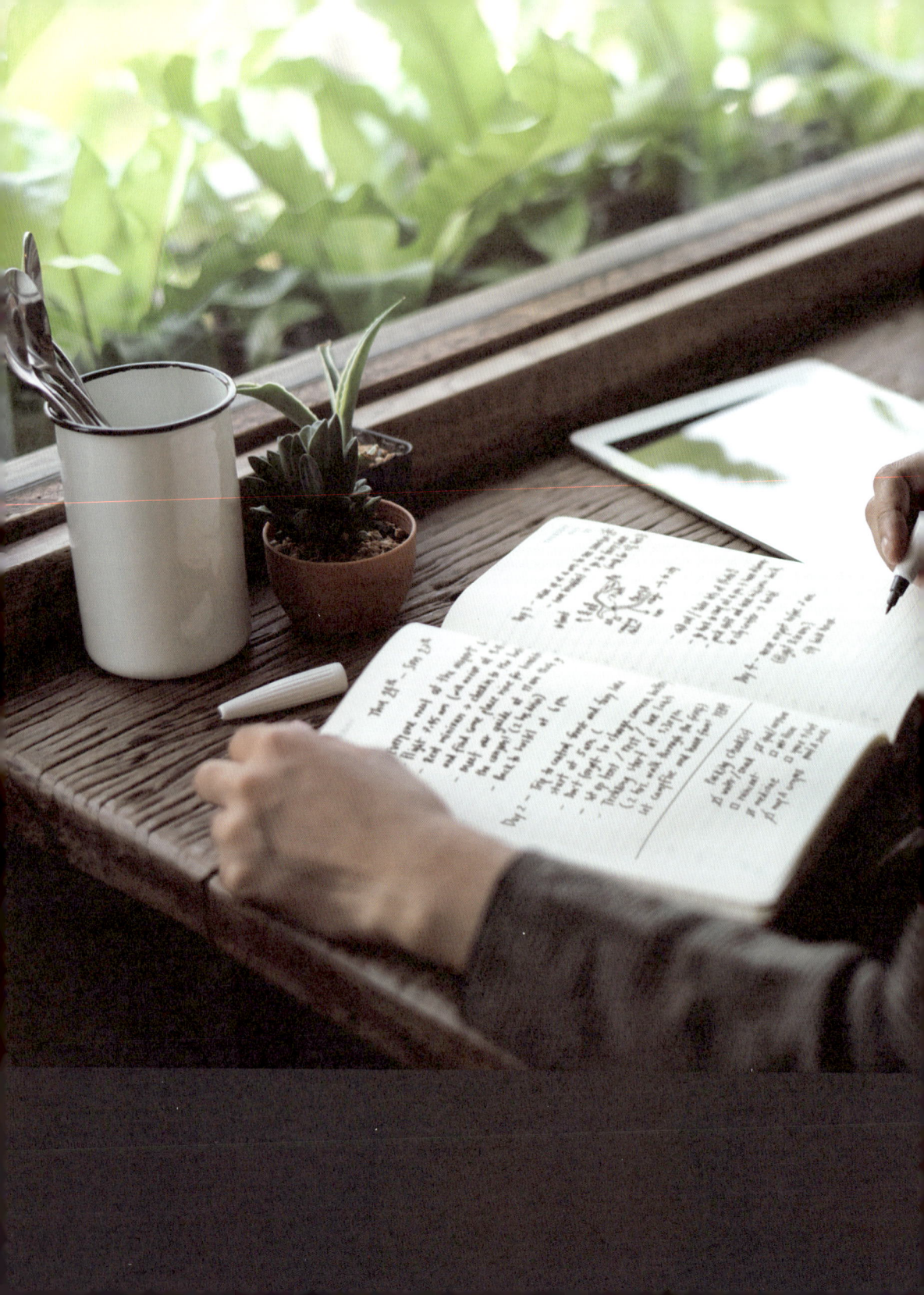

第5章

來一段
生命書寫

15個創意寫作練習

在創意寫作的世界裡，
感受可以被體會、痛苦可以被表露，經驗可以理解。
本章的練習把焦點放在透過創意表達來
釋放情緒、評估自我、規畫人生和提升自尊。
如果你產生了靈感，也可以加上意象。
我喜歡用素描和寫作日誌，容納各種想法和感受。

舊去新來

目標
- ✓ 辨識你想要為人生帶來什麼、放下什麼。

練習時間：15分鐘

材料
- ☐ 紙
- ☐ 筆

在這個練習中，你將根據寫作提示的引導，來釐清自己想要為人生帶來什麼。你要在心裡放下有害的人、事，甚至不再有任何用處的物。如果某個東西不再讓你感到欣喜，那麼就應該做出改變。

許多個案發現放下生活中的紛擾，能帶來安慰並減輕負擔。而放下實體物品，可說是絕佳的第一步。

作法：

❶ 拿一張紙，在中間畫一條線，分成左右兩欄。

❷ 在左邊那一欄寫上標題「帶來」；在這一欄中，列出所有你想要為人生帶來的東西，可以包括人、感受、經驗和物品。

❸ 在右邊那一欄寫上標題「放下」；在這一欄中，列出所有對你來說已經無益的東西，可以包括人、感受、經驗和物品。

❹ 完成後，把「放下」那一欄撕下來，再撕成小碎片丟棄。

想一想：

* 該行動了。在你的行事曆上標出何時要實踐目標。你要怎麼放下已經無益的人事物呢？
* 為了得到想要擁有的感受與經驗，你要從何做起？

克服恐懼

目標

✓ 增加應對技能。

練習時間：30分鐘

材料

☐ 日誌
☐ 筆

　　恐懼，存在的目的對生存來說有其必要性，它是保護的自然反應。然而，當恐懼和焦慮開始對生活產生負面影響時，我們可能會受困其中：恐懼可能阻礙你活出最好的一面。這個寫作練習能幫助你瞭解恐懼在你的人生中，所扮演的角色。此外，使用非慣用手進行，能更深入探究你的潛意識。

作法：

❶ 用非慣用手，在日誌中列出三個阻礙人生的恐懼。

❷ 繼續用非慣用手寫下以下問題的答案：
- 你上一次感到恐懼是什麼時候？
- 若沒有這些恐懼，你能擁有什麼樣的人生經驗？
- 恐懼對你有什麼用處？是否帶來幫助？
- 恐懼來自哪裡？
- 你的恐懼給了你什麼教訓？

想一想：

∗ 恐懼出現時問問自己：這是真的？還是想像？

∗ 如果是真的，而且你正陷入危險，立刻求助；如果不是真的，想出一句能支持夢想的肯定。像是「我選擇愛而非恐懼」能幫助你前進而不被困住。此外，還有哪些肯定能幫助你對抗恐懼呢？

人生損益表

目標
- ✓ 增進決策能力。
- ✓ 發展應對技能。

練習時間：15分鐘

材料
- ☐ 日誌
- ☐ 筆

這個練習提供了應對技能的視覺表徵。若你領悟到自己擁有工具可以處理崩潰、壓力大、生氣或傷心的感受，便會充滿力量。每個人都有壓力大的時候，而這個練習有助於我們瞭解並掌控情緒。

作法：

❶ 在日誌的某頁中畫一條線，分成左右兩欄；在左欄寫上標題「有益」，右欄寫上標題「有害」。

❷ 在「有益」那欄中，列出所有你曾用來處理崩潰情緒的有益策略，例如：向他人傾訴、作畫、散步、讀書或冥想。

❸ 接著，在「有害」那欄中，寫下所有你曾用來處理崩潰情緒的有害策略，例如：酗酒、發怒、負面自我對話、孤立或自殘。

❹ 兩欄皆完成後，你必須誠實面對自我，才能做出正確且必要的改變。

想一想：

* 你是否會回應自己的崩潰情緒？
* 逃避是一個以多種形式呈現的情緒處理策略，包括看電視或不與他人接觸，這兩種都是處理崩潰情緒的有害方式。逃避，會讓不自在的感受仍隱隱存在，因此以積極主動的態度解決問題，非常重要。現在，你使用的是有益還是有害的策略呢？

重述故事

目標
- ✓ 發展決策能力。
- ✓ 提升應對技能。

練習時間：55分鐘

材料
☐ 日誌
☐ 筆

重述故事，能建立情緒調節能力。回頭看看創傷事件，能讓你與情緒有距離並消化記憶。許多有創傷經驗的人只記得片段。因此，把故事拼湊出來有助於大腦整合記憶。事實上，創傷事件及其影響被討論得越多次，就越容易處理情緒。

作法：

❶ 回想、反思，並寫下創傷事件。

❷ 回想這個經歷的細節，包括景象、聲音、味道和身體感覺。如果你想不起來整個經過，把記得的寫下來也沒關係。如果你感到情緒崩潰或被觸發，將「力量盾牌」（P. 58）準備在旁。

❸ 反思你在事件中和事件後的感受和想法。

想一想：

* 你在這個經歷中聽到、說出或觸碰了什麼？你當時在想什麼？感受到什麼情緒？
* 你有什麼身體感覺？
* 你的人生從此發生了什麼變化？你使用什麼工具來應對感受？

情緒感受詩

目標
- ✓ 促進創意表達。
- ✓ 提高自我認知。
- ✓ 管理情緒調節。

練習時間：30分鐘

材料
- ☐ 雜誌
- ☐ 剪刀
- ☐ 碗
- ☐ 膠水
- ☐ 日誌

文字的療癒力量一直都為人所知，從早期埃及人開始，他們將文字寫在紙莎草上，溶解於水中，再給病人當藥服用。事實上，詩詞提供一個有助於我們表達感受的管道。

這個練習有助於將隱藏的情緒顯現出來，以深入探索並獲得療癒；此外，亦是個能增進問題解決能力的有趣技巧練習。

作法：

❶ 從雜誌上剪下至少十個詞彙，包含名詞、動詞和形容詞。

❷ 將這十個詞彙放進碗中，讓自己看不到內容。

❸ 從碗裡抽出其中五個。

❹ 用這五個詞彙做出一首詩，黏在日誌中，每一行黏一個詞就好。

想一想：

* 你心中浮現了哪些感受詞？
* 這首詩跟你的人生有何關聯？
* 你想跟哪個人分享這首詩？

文字曼陀羅

目標
- ✓ 發展應對技能。
- ✓ 管理情緒調節。

練習時間：30分鐘

材料
- ☐ 雜誌
- ☐ 剪刀
- ☐ 膠水
- ☐ 日誌
- ☐ 彩色鉛筆

在佛教中，曼陀羅是代表宇宙的幾何圖形。曼陀羅是「圓圈」的意思，所以你會以繞圈的方式排列文字。文字蘊含力量和情緒；在創作時，盡量尋找能引起你共鳴的文字。

這個練習，能幫助你釐清和辨識感受。一旦瞭解自己有什麼感受，便能更容易去處理它們。

作法：

❶ 從雜誌上剪下表示感受和情緒的文字；請務必選出能引起共鳴的文字。

❷ 將它們以繞圈的方式，黏在日誌中。

❸ 用彩色鉛筆裝飾這個文字曼陀羅。

想一想：

∗ 你為什麼選擇這些文字？

∗ 你如何處理現在感受到的情緒？

∗ 你如何滋養你想要吸引的感受？

第5章　來一段生命書寫

豁然開朗

目標
- ✓ 辨識需求。
- ✓ 發展自我覺察。
- ✓ 增加應對技能。

練習時間：20分鐘

材料
- ☐ 日誌
- ☐ 筆

請花一些時間思考，你在人生中真正重視的事情是什麼：是否樂於和親友相處、獨處、工作、吃得好、照顧自己的身體、理財或玩樂？利用寫作提示，來探索你的感受以及對你而言重要的事物吧！

事實上，很多時候我的個案並沒有把時間花在最重要的東西上，因此得不到滿足感。這個活動能幫助你找出情緒上不安的癥結點。

作法：

❶ 在日誌中為下列每一個寫作提示造出幾個句子：
- 我想要……
- 我需要……
- 我希望……
- 我預期……
- 我害怕……
- 我但願……
- 我是……
- 我愛……

❷ 看看你寫下的句子，圈出對你來說重要的東西。

想一想：

＊ 你如何取得時間平衡，囊括所有你想要的事物？
＊ 有沒有哪個句子讓你感到意外？
＊ 哪個句子觸動你最多情緒？

生命時間軸

目標
- ✓ 瞭解過去。
- ✓ 創造未來的可能與發展。

練習時間：30分鐘

材料
- ☐ 日誌
- ☐ 筆

瞭解自己的過去，能讓你洞察現在的人生事件。舉例而言，如果某一種感受不斷浮現，而你能去比較這種感受出現在人生其他面向的狀況時，對於療癒便會很有幫助。

如果可以回到過去、跟以前的自己對話，你會說些什麼？在這個練習中，你將以非慣用手寫信給以前的自己。藉由審視過往，你可能會發現自己背負了不必要的包袱，因而阻礙了前進的腳步。

作法：

❶ 在日誌的一頁畫出一條時間線，在線上標出從出生、童年、青少年到現在的日期。

❷ 加上重要人生事件，像是慶祝、得獎、快樂和悲傷的時刻。

❸ 加上意義重大的人和關係。

❹ 在日誌的下一頁，寫出下列想一想的答案。

想一想：

* 你當初如何應對某些事件？
* 有沒有哪個事件讓你留下長久的印象？
* 回顧時間軸讓你對自己有什麼瞭解嗎？
* 你心中是否存有怨恨，不願與人產生連結？

第5章　來一段生命書寫　125

最好的下一步

目標
- ✓ 協助解決問題。
- ✓ 提升決策能力。

練習時間：30分鐘

材料
- ☐ 日誌
- ☐ 筆

找出問題和探索可能的應對情境，能幫助你以不同角度看待事情。此外，檢視不同結果也有助於尋找解決方案。當你進入焦慮、戰鬥或逃跑模式時，你的大腦不會以健康的方式回應，而是被恐懼左右。進行這個練習時，先花點時間冷靜下來，待心情平靜之後，再寫出不同情境來解決問題。

作法：

1. 找出目前你正在遭遇的問題。
2. 寫出三個解決方案，並寫出每個解決方案的優劣。
3. 思考每一個解決方案的後果。
4. 想一想你在每一個情境中會有什麼感受。
5. 檢視所有解決方案，並選出最好的一個。
6. 這個寫作練習也可以用畫的。請盡情發揮創意，並享受過程。

想一想：

* 你怎麼決定哪一個是最好的解決方案？運用邏輯、直覺還是兩者皆有？
* 擬定計畫來解決問題的感覺如何？

自我對話

目標
- ✓ 創造自我覺察。
- ✓ 促進正面思考。
- ✓ 提升解決問題的能力。

練習時間：20分鐘

材料
- ☐ 日誌
- ☐ 筆

　　負面的自我對話會助長憂鬱情緒；當你意識到這個行為時，可以學著用正面陳述取代負面陳述。你想從生活中得到什麼？有沒有什麼負面想法或信念阻礙你實現目標呢？

　　我有一位個案的負面思考蔓延到生活中各個面向。她不斷跟自己說她不夠好，這影響了她在職場、家庭和自我的人際關係。後來她認清這個模式，以有益的正面思考取代內在負面對話，從此人生觀和人際關係有了轉變；你也會是如此。

作法：
1. 找出負面的自我陳述或想法，寫在日誌中。
2. 寫下相反的句子。例如：「我恨自己」變成「我愛自己」。
3. 你有多少自我否定，就請重複多少次這個練習。

想一想：
* 你有沒有注意過自己一整天內，產生了多少負面自我對話？
* 現在你已經把負面想法一一寫了下來，過了一個星期之後再回來看。感受上有沒有任何變化？

第5章　來一段生命書寫

滋養
內在之杯

目標
- ✓ 發展自尊、自我覺察的能力。
- ✓ 提升應對技能。

練習時間：30分鐘

材料
- ☐ 日誌
- ☐ 筆

　　許多人認為，自我照護就是維護我們的身體；舉例而言，沐浴或剪髮。沒錯，做這些事感覺很棒，但滋養內在自我，也同等重要。現代社會促使我們東奔西跑，處理數不清的待辦事項，經常一心多用。

　　因此，這個練習將幫助你專心放慢腳步。事實上，正在讀這本書的你已經往對的方向前進了！你想要怎麼填滿這個杯子？先滋養自己，才有餘力為他人付出。如果你的杯子是滿的，能分享的也越多。

作法：
1. 在日誌中畫一個大大的杯子。
2. 在杯子內寫下自我照護活動，和可以讓你一整天有好心情的活動。例如：享用一杯茶、泡澡、玩顏料、預約治療師、檢視目標、買花送自己或散步。

想一想：
* 你要受到滋養才能茁壯。你平常怎麼照顧自己？
* 你有沒有給自己玩樂、放鬆和享受當下的時間？
* 你打算做的第一個自我滋養活動是什麼？為它安排時間吧！

擁抱長處

目標
- ✓ 建立自尊。
- ✓ 提升自我覺察的能力。

練習時間：20分鐘

材料
- ☐ 日誌
- ☐ 筆

每個人，都有獨一無二的人生經驗；這些機會大多專屬於你，因為它們重視你的一個或多個長處。有一次，我坐上四人座飛機飛越加州上空，那是個令人大呼過癮的體驗。我對冒險抱持著開放態度，因此有了如此的機遇。

這個練習目標，是把心態重設為正面模式。想一想你曾經有過的難得經驗：那是一場冒險還是一次機會？知道自己經歷過特別事件，能幫助你看見生命充滿的各種可能性！

作法：

❶ 在日誌中，寫下一個你曾經有過的難得經驗。

❷ 列出所有你具備的正面特質。以下是幾個例子：
- 有同理心
- 值得信賴
- 堅強
- 可靠
- 有創意
- 誠實

❸ 若想不出來，可以問問朋友在你身上看到什麼特質。

❹ 如果未來遭遇挑戰，請記得回頭看看這份清單。

想一想:

* 這個經驗跟你的天分之間,是否有連結?
* 今天來好好欣賞自己吧!你最獨特的地方在哪裡?

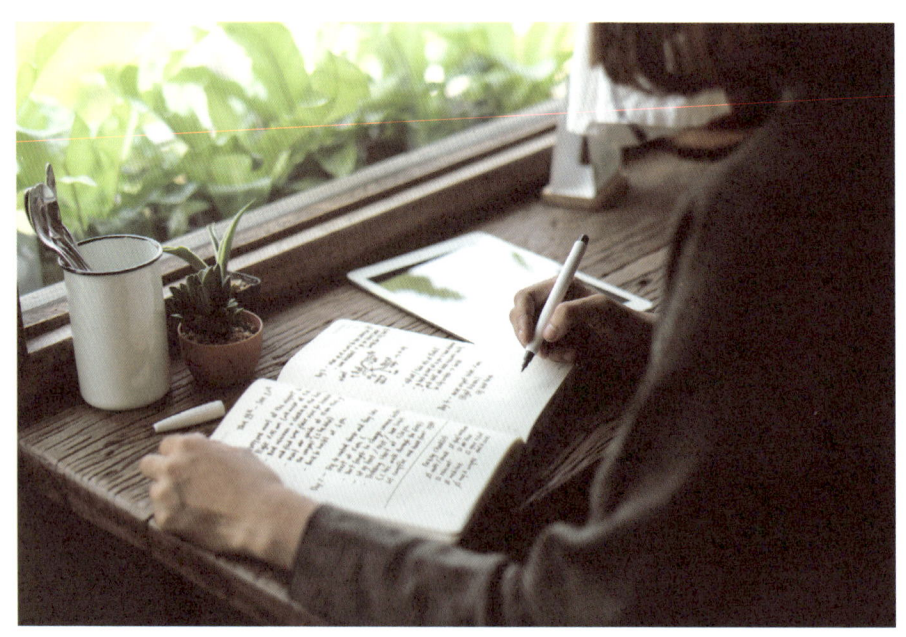

書寫是一連串對於自己的認可,撰寫日誌就是其中一個好方法。

夢想
視覺化

目標
- ✓ 激勵目標設定。

練習時間：30分鐘

材料
- ☐ 日誌
- ☐ 筆

　　視覺化，是一項能帶來正面經驗的強大工具。透過視覺化，我們能訓練大腦制定目標，並想像出現實畫面。因此，運動員和高階主管經常用視覺化手法，讓大腦把未來的成功當作真實，藉以實現目標。

　　你真正想要在人生中得到的東西是什麼？放膽作夢，讓你的自由創造出想要和值得擁有的人生吧！

作法：

1. 找一個安靜舒服的地方坐下來，閉上眼睛。
2. 花點時間想像理想的一天。從醒來的那一刻開始，記得包括所有細節。
3. 讓想像力馳騁。你甚至可以選擇你想要在這一天內，體驗哪些感受或情緒。
4. 完成後，把所有細節寫在日誌中。

想一想：

* 你體驗到什麼感受？
* 你如何將想像的經驗，應用在現實生活中？

內在小孩

目標
- ✓ 管理情緒調節。
- ✓ 發展應對技能。

練習時間：30分鐘

材料
- ☐ 日誌
- ☐ 筆

花一些時間與你的內在小孩連結。回憶一下小時候住過的地方、相處過的人。與內在小孩連結能帶來自由感，並減輕你身為成人的壓力。想一想一個沒有帳單要付的孩子，他唯一的責任就是上學玩耍。不過，不是所有童年都無憂無慮，或許年幼的你並沒有機會玩耍。

在這個練習中，你將與青春期前的自己連結，促進自我認可和情感療癒。

作法：

❶ 回想自己青春期前的模樣：你喜歡穿什麼？你會假裝成什麼人？你最愛做的事情、吃的食物和玩的遊戲是什麼？

❷ 使用非慣用手，以八歲的身分寫一封信給現在的自己。你想對成年後的自己，說些什麼？

想一想：

* 你的內在孩子想告訴你什麼訊息？
* 你是否讓成年的自己有時間玩耍？
* 如果你的內在孩子需要療癒，他希望經歷什麼？

感恩的心

目標
- ✓ 增進應對技能。

練習時間：20分鐘

材料
- ☐ 日誌
- ☐ 筆
- ☐ 各色馬克筆

「感恩」與增進快樂程度有強烈關聯。感恩能讓心態轉變，有助於產生更多正面情緒，而正面情緒能促成更充實滿足的人生。再微不足道的事物都可能值得你感恩，像是一杯咖啡或是一個友善的微笑。

透過此練習，你會開始留心一天當中值得感恩的事物，並因此將富足帶入人生。建議每天進行這個練習，情緒修復的效果會更顯而易見。

作法：
1. 在日誌中寫下：「我很感恩……」然後畫一個大圓圈將它圍在中間。
2. 在圓圈內加上讓你感恩的人事物。
3. 用馬克筆為作品增添色彩。

想一想：
* 你覺得你的人生有足夠的情感支持嗎？
* 今天什麼事情最讓你感恩？

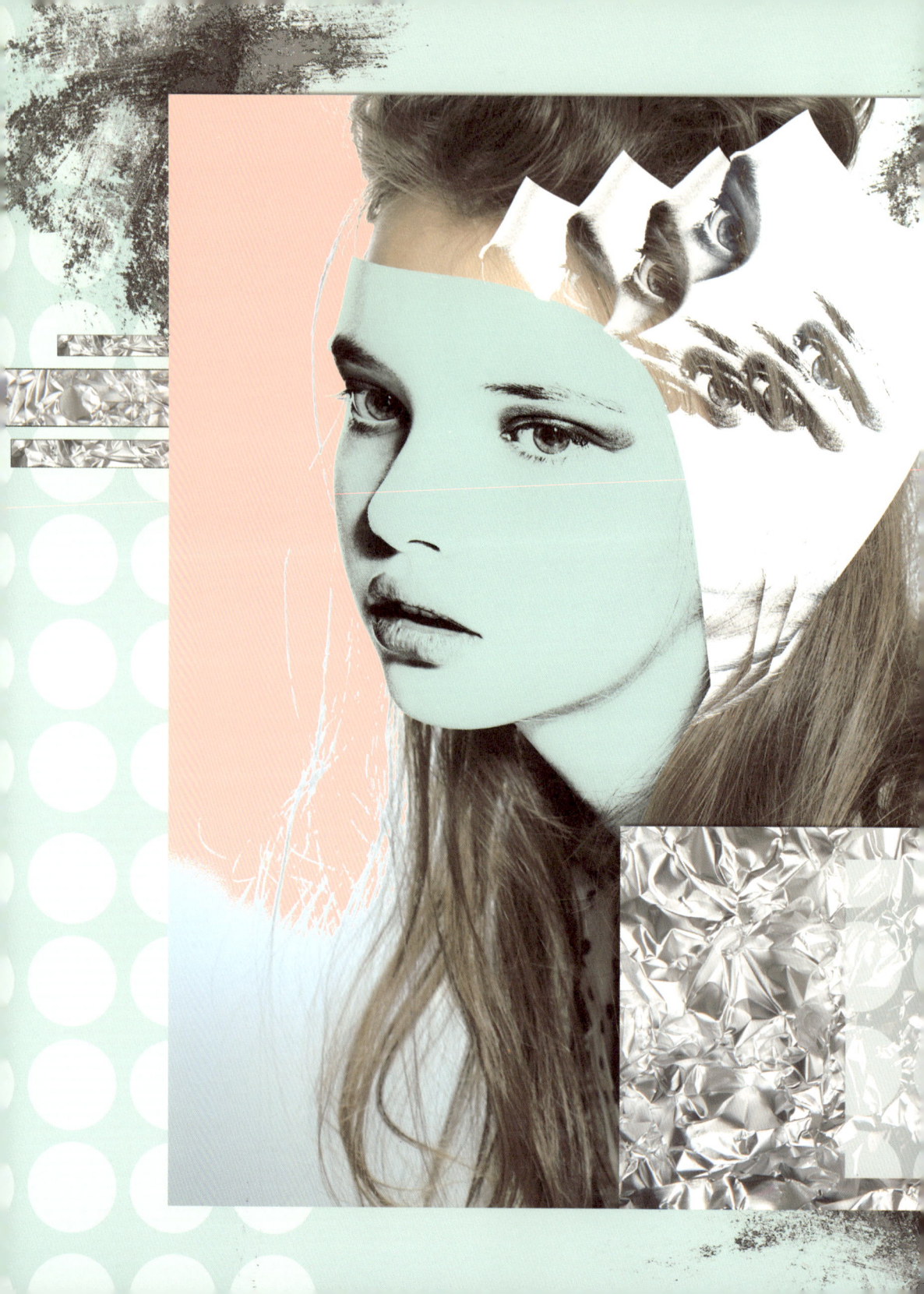

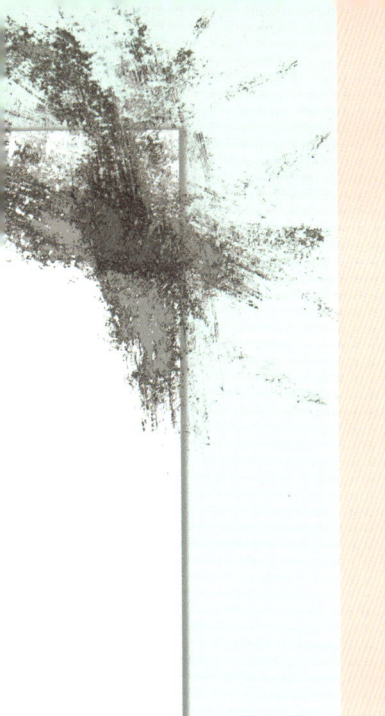

第 6 章

亂中有序的心緒

14個複合媒材拼貼創作

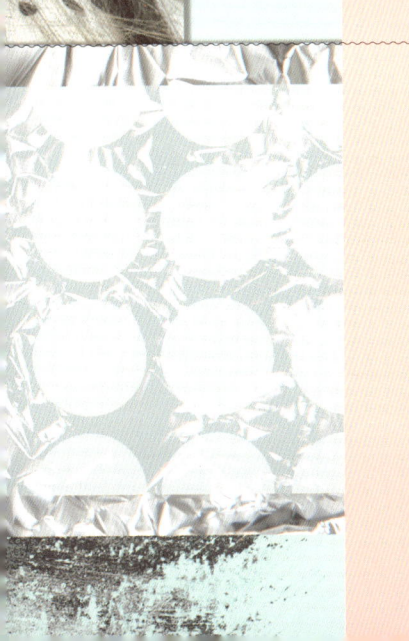

拼貼會運用到各式各樣的材料。
在本章的練習中,
你將進行圖片篩選、切割、黏貼和組合,
以創造出理想的構圖。
每一個藝術創作經驗,
都有助於你洞察不同的人生面向。
一起開始動手吧!

生命之書

目標
- ✓ 促進創意表達。
- ✓ 辨識目標能力。

準備時間：5分鐘
練習時間：每一頁 45分鐘

材料
- ☐ 舊精裝書
- ☐ 雜誌
- ☐ 剪刀
- ☐ 膠水

「生命之書」讓你一覽人生的全貌。建議把這本書當成個人日誌；每一頁都將專屬於你想要達成的一個目標，它讓你有機會構思人生。每一個面向都需要得到關注；你可以回顧「豁然開朗」這個練習（P.124）來尋找靈感。

這個活動可以視需要隨時進行，填滿整本書。今天就來花點時間做出第一頁吧！

作法：

1. 找一本你可以重新利用的舊精裝書：你將在裡面寫字和黏貼東西。
2. 找出人生中重視的事物，和你想要把時間花在哪裡。記得，為人生的每一個面向留至少一頁的空間：身、心、靈、情緒、財務和關係（如：家庭、親子、朋友、伴侶）。在每一頁的最上面寫上標題。
3. 從雜誌上剪下符合你理想生活的文字和圖片，再將這些文字和圖片黏在書頁內。

想一想：

* 你對於自己想要為人生帶來的事物，有沒有什麼新的發現？
* 你在構思人生時，有什麼感受？

夢想拼貼

目標
- ✓ 辨識目標。

練習時間：1小時

材料
- ☐ 1張4開（約40x55公分）的高磅數圖畫紙
- ☐ 素描鉛筆
- ☐ 雜誌
- ☐ 剪刀
- ☐ 膠水

知道自己想要改善人生哪些面向，很重要。這個練習可以是你實現理想的起點。你有什麼渴望？你想要改善關係、心態還是感受？釐清自己想要什麼，是達成目標的第一步。

作法：

1. 將紙分成三等分，為每等分找出一個想要努力的人生面向。例如：第一部分是家庭；第二部分是社交生活；第三部分是工作。
2. 為每一部分，選三個你想要聚焦的目標。
3. 從雜誌上剪下代表這些目標的圖片。
4. 把圖片黏到紙上適當的位置，為目標提供視覺元素，例如：圖案、裝飾、色彩等。

想一想：

* 你的拼貼裡出現了什麼？
* 今天能如何踏出一步，讓目標更接近自己？

當下的感受

目標
✓ 增進情緒調節。

練習時間：50分鐘

材料
☐ 雜誌
☐ 剪刀
☐ 膠水
☐ 1張4開（約40x 55公分）的高磅數圖畫紙

這是一個讓你重視你正在經歷時刻、當下的練習。憑直覺選出能代表當下感受的圖片，可以把這個練習當成情緒板；接納當下感受，是真正體會和釋放它們的方式。

找一找能表達現在心情的物品、地點和顏色，並請盡量發揮創意擺放圖片，營造互動。

作法：
❶ 從雜誌裡，找出一個符合今天心情的標題，並把它剪下來。
❷ 找出並剪下跟今天的你，能產生共鳴的其他文字。
❸ 接著，再找出並剪下反映今天生活的圖片。
❹ 最後，請發揮創意把文字和圖片全部黏到紙上。

想一想：
* 你在創造當下人生經驗時，有什麼感受？
* 整體的顏色，有什麼主題嗎？
* 你的作品帶給你什麼訊息？

焦慮
集合物

每個人都會經歷某種程度的焦慮。若你開始覺得失控,時時刻刻都在擔心,焦慮就會成為問題。在這個練習中,你將探索所有引發焦慮的經驗;為了緩解這種情緒,我們必須找出根源。

目標
- 表達情緒。
- 增進情緒調節。
- 減輕焦慮。

練習時間:1小時

材料
- ☐ 雜誌
- ☐ 剪刀
- ☐ 膠水
- ☐ 1張4開(約40x55公分)的高磅數圖畫紙
- ☐ 各色馬克筆

作法:

❶ 從雜誌上找出引發焦慮感的圖片,剪下來,再把圖片黏到紙上。

❷ 用馬克筆寫下與這些圖片和情況相關的想法。

❸ 為你的作品命名。想一想能幫助你緩解焦慮感的應對技能。

❹ 完成後,畫一個「療癒象徵」(P. 49)讓自己安定心神。

想一想:

※ 什麼地方會引發你的焦慮?

※ 當你看著自己的作品時,身體出現什麼感受?

※ 你願意放下擔憂和控制嗎?

衛生紙拼貼

目標
- ✓ 促進放鬆。
- ✓ 提升解決問題的能力。

練習時間：50分鐘

材料
- ☐ 各色衛生紙
- ☐ 液體膠水
- ☐ 碗
- ☐ 水
- ☐ 畫筆
- ☐ 1張4開（約40x55公分）的高磅數圖畫紙

「衛生紙拼貼」是生動的圖像。一開始不需要任何目標或方向，讓自己抱著好玩和開放的心態即可。在這個練習中，請運用跟你產生共鳴的顏色，創造抽象形式。將彩色小紙片拼湊成彩繪玻璃的樣子，其實就是一種冥想練習。

作法：
1. 將不同顏色的衛生紙撕成小片。
2. 把液體膠水倒進碗中，再加入少量的水。用畫筆將膠水與水混合。濃度應該很稠，若難以推開，可以再加一點水。
3. 將彩色衛生紙片擺在紙上，設計出一個圖案。
4. 將畫筆沾上膠水混合物，輕輕刷過紙片，讓它們黏在紙上。

想一想：
* 有任何形狀、物體或形式出現嗎？有的話，對你來說代表什麼？
* 你使用了哪些顏色？為什麼選擇這些顏色？
* 你有什麼感受？

內與外的結合

目標
✓ 發展自我覺察。

練習時間：1小時

材料
☐ 雜誌
☐ 剪刀
☐ 1張4開（約40x 55公分）的高磅數圖畫紙
☐ 膠水

所謂的自我覺察，是對自己的性格、感受、動機和渴望有意識的知識。但最高的境界，是能與他人分享內心感受。

在這個練習中，你將創造出內在情緒狀態的視覺表徵，看看它是否符合別人眼中的你。當你內心難過時，臉上是否還掛著微笑？你會在人前顯露真我嗎？透過觀察內在和外在自我，將瞭解到你隱藏的情緒和與周遭人分享的情緒之間，有何落差。

作法：

❶ 從雜誌上剪下與感受有關的文字與圖片。例如：快樂、喜悅、悲傷、冷漠、無聊、生氣、憤怒、挫敗、喜愛、震驚、焦慮和厭惡。

❷ 把圖畫紙分成兩半。

❸ 把內心感受的文字與圖片放在其中一半。

❹ 把外顯感受的文字與圖片放在另外一半。

想一想：

* 你的內心和外顯感受之間，是否有連結？
* 你是否能在人前展現脆弱的一面，與他人分享真實的自我呢？
* 有沒有哪些部分的你，只與特定的人分享？

第6章　亂中有序的心緒　141

我想成為「　」

目標
- ✓ 提升自我覺察。
- ✓ 辨識長處。

練習時間：1小時

材料
- ☐ 雜誌
- ☐ 剪刀
- ☐ 各色馬克筆
- ☐ 膠水
- ☐ 1張4開（約40x 55公分）的高磅數圖畫紙

想一想你希望擁有的長處，可能是更勇敢、更具冒險精神或更健康？這個練習能讓你把這些元素融入到自畫像中。

我有一位個案創造出性感、大膽、強悍版本的自己。她後來發現自己並沒有在人生中表現出這樣的活力，但她渴望能在這方面成長，因此主動在事業上變得更勇於表現，展露自信。

作法：

❶ 從雜誌上剪下一個人物，代表你渴望的自我。
❷ 用馬克筆修改這個人物的特質以符合你的模樣（如：眼睛顏色、鼻子、衣服），完成後黏在紙上。
❸ 在背景加上文字，形容你想要體現的長處。
❹ 為你的作品加上色彩豐富的邊框，大功告成。

想一想：

* 你辨識出哪些長處是你想要培養的？
* 你接納自己哪些特質？
* 這個創作過程，帶給你什麼感受？
* 你如何將這個新的面貌帶入生活中？

安全感拼貼

你可以把「安全感拼貼」當成安全計畫以及情緒調節工具。當情緒開始崩潰時，看看這個拼貼，能讓自己放鬆冷靜，有效緩解焦慮。

目標
- ✓ 改善應對技能。
- ✓ 提升決策技巧。

練習時間：1小時

材料
- ☐ 雜誌
- ☐ 剪刀
- ☐ 膠水
- ☐ 1張4開（約40x55公分）的高磅數圖畫紙

作法：
1. 從雜誌中選出帶來輕鬆感的圖片。你也可以選擇自我照護實踐的圖片。
2. 把圖片剪下來，黏到紙上。
3. 把完成的作品掛起來。當感到焦慮或憂鬱時，看一看它吧！

想一想：
- 還有沒有什麼東西你想加到圖片上來增添安全感？
- 有沒有任何屏障、籬笆或圍牆保護你？有的話，這些圖片象徵什麼？
- 你如何運用五感，來形容你的安全感？

在團體療程中：
可以在大家一起進行這個拼貼練習前，事先剪好雜誌圖片，使流程更順暢。

目標
摺疊書

目標
- ✓ 發展應對。
- ✓ 提升設定目標的技巧。

練習時間：1小時

材料
- ☐ 2張20x30公分的紙
- ☐ 膠帶
- ☐ 雜誌
- ☐ 剪刀
- ☐ 膠水
- ☐ 顏料
- ☐ 畫筆
- ☐ 1杯水

製作摺疊書拼貼，讓你有機會界定人生哪個方面能做出改變，進而達成想要的目標。

我喜歡為每一張拼貼選一個詞彙，指引出實現願望的方向；像是最近我選了「燦爛」，就是期望自己閃閃發光。你的書本主題應該要跟目標有關，並讓符合的圖像自然浮現。

作法：

① 用膠帶將兩張紙黏貼在一起，來回水平摺疊，形成四個分開的版面。

② 從雜誌中，找出能代表「讓你受到吸引」和「想要帶入人生事物」的圖片。

③ 選一個詞彙做為書本主題。剪下與它相關的圖片。

④ 用膠水把圖片黏到書頁上。你也可以使用封面和封底。最後，用顏料在空白處著色裝飾。

想一想：

＊ 哪些你能確實達成的目標，符合這個拼貼作品的內容嗎？

＊ 你選了什麼詞彙？你能做哪些事讓它成真？

恐懼的總合

目標
- ✓ 消化感受。
- ✓ 管理情緒調節。
- ✓ 增進決策和應對技能。

準備時間：10分鐘
練習時間：50分鐘

材料
- ☐ 雜誌
- ☐ 剪刀
- ☐ 膠水
- ☐ 1張4開（約40x55公分）的高磅數圖畫紙
- ☐ 壓克力顏料
- ☐ 畫筆
- ☐ 1杯水

當你在消化一個創傷事件或感到憂鬱時，恐懼可能會阻礙你產生動力去實踐自我照護。它可能排山倒海而來，讓你無法邁開腳步前進。

有的恐懼是好的，能避免受傷；但有的恐懼是錯覺，形成人生前行的絆腳石。這個練習有助於找出你的恐懼，幫助你調節相關的負面情緒。

作法：

1. 花 10 分鐘的時間，找出三個阻礙你幸福快樂或達成目標的恐懼。
2. 從雜誌上選出代表這些恐懼的圖片，剪下來黏貼到紙上。
3. 全部完成後，選擇代表恐懼的顏色，加到拼貼上。

想一想：

* 你的恐懼源自身體還是心理威脅？
* 你能想出任何正面自我陳述，擺脫恐懼嗎？

需求拼貼

目標
- ✓ 辨識情緒需求。
- ✓ 提升決策能力。

練習時間：1小時

材料
- ☐ 1張4開（約40x55公分）的高磅數圖畫紙
- ☐ 各色馬克筆
- ☐ 電腦
- ☐ 印表機
- ☐ 剪刀
- ☐ 膠水

我們都有需要滋養的基本需求。「需求拼貼」帶來一個框架，讓你看清哪些需求已經被回應、哪些則需要被關注。若需求無法被滿足，便會感到失去平衡或人生好像少了什麼。當你可以看清並回應每一個需求時，就能做出更好的選擇。若某一方面需要特別關注，不妨在接下來幾天安排一些時間將精力集中於此。

作法：

❶ 把紙畫分成七欄，分別寫上以下標題：
- 安全需求（身心不受傷害的合理保護）
- 生理需求（食物、住所、水）
- 控制需求（對事物的權力及影響力）
- 信任需求（好的人際關係）
- 自尊需求（自我感覺）
- 個人享樂需求（做好玩的事）
- 個人成長需求（精神與社群連結）

❷ 從網路上找出代表每一類的圖片，並印出來。

❸ 剪下圖片，黏到正確的類別。

❹ 盡量發揮創意，可用馬克筆加上獨一無二的設計。

想一想：

＊ 各個自我照護需求之間，是否取得平衡？

＊ 哪一方面需要特別關注？

罪惡與羞恥

目標

✓ 釋放情緒。

練習時間：1小時

材料

☐ 雜誌
☐ 剪刀
☐ 膠水
☐ 1張4開（約40x55公分）的高磅數圖畫紙
☐ 各色馬克筆
☐ 水彩顏料
☐ 畫筆
☐ 1杯水

罪惡感，源自於認為某件壞事是自己的錯；即使道歉了，感覺還是揮之不去。至於羞恥感是更加令人痛苦的屈辱感受，可能導致一個人自覺不值得擁有愛、友情或幸福。它會影響人生其他不相關的領域，造成孤立、不誠實、施暴行為、酗酒或工作狂傾向。

許多感到羞恥的人，因為太丟臉而不敢求助，但你必須辨識這種感覺何時產生。與專業治療師討論你的作品，有助於你分享故事並開啟修復過程。

作法：

❶ 從雜誌上找出代表罪惡感和羞恥感的圖片，剪下來，再把圖片黏到紙上。
❷ 用馬克筆寫下文字，表達感受。
❸ 用水彩為拼貼作品，添加色彩。

想一想：

※ 創作拼貼時，你有什麼樣的感受？
※ 你能原諒自己和參與其中的他人嗎？
※ 你的作品帶給你什麼訊息？

思緒整理

有時你不會意識到自己有多忙碌、腦袋有多滿。創造出腦中思緒的視覺表徵,能讓你更深入的一窺究竟。進行這個練習,是評估你的思緒「健康」與「不健康」的絕佳方式。

目標
- ✓ 發展應對技能。
- ✓ 辨識感受並提升自我覺察。

練習時間:1小時

材料
- ☐ 雜誌
- ☐ 剪刀
- ☐ 膠水
- ☐ 1張4開(約40x55公分)的高磅數圖畫紙
- ☐ 各色馬克筆

作法:

❶ 在雜誌上選一張代表自己的圖片,剪下來,再把圖片黏到紙上。

❷ 用馬克筆在圖片周圍畫上線條和設計,以充分呈現腦中思緒。

想一想:

* 什麼思緒占據你大部分的時間?
* 是否有任何思緒對你毫無用處?

「我是」拼貼

目標
- ✓ 提升自尊心。
- ✓ 發展應對技能。

練習時間：1小時

材料
- ☐ 筆
- ☐ 1張4開（約40x55公分）的高磅數圖畫紙
- ☐ 雜誌
- ☐ 剪刀
- ☐ 膠水

　　辨識自己所擁有的長處和特質，可以是帶來極大力量的賦權過程。這個拼貼提供一個深入探索自我的機會，讓你瞭解自己的厲害之處和獨一無二的價值。我有許多個案都很喜歡進行這個創作練習，因為它幾乎是立刻就能讓他們的心情好起來，快速修復情緒。

作法：
1. 在紙的正中央寫下「我是」。
2. 從雜誌上找出文字來代表你所有的正面特質，並把它們剪下來。
3. 把這些文字黏在紙上，以放射狀圍繞「我是」。
4. 把作品放在你會經常看見的地方，藉以提升自尊。

想一想：
* 擁有這些長處的感覺如何？
* 你能如何把這些特質運用在人生不同領域？

謝辭

我要感謝每一位在我的藝術治療實務中提供協助的教授、導師和同事。謝謝羅瑪夏（Marcia Rosal）、大衛・古沙克（David Gussak）和貝蒂・喬・特雷格（Betty Jo Traeger）的教導為我奠下基礎。

我很感激能夠有機會為邁戴郡公立學校體系（Miami-Dade County Public School System）的高危險群少年提供藝術治療服務。誠摯感謝我的個案們讓我當他們的明燈，以及我的丈夫喬治・古茲曼（Jorge Guzman）堅定不移的支持我追求目標。

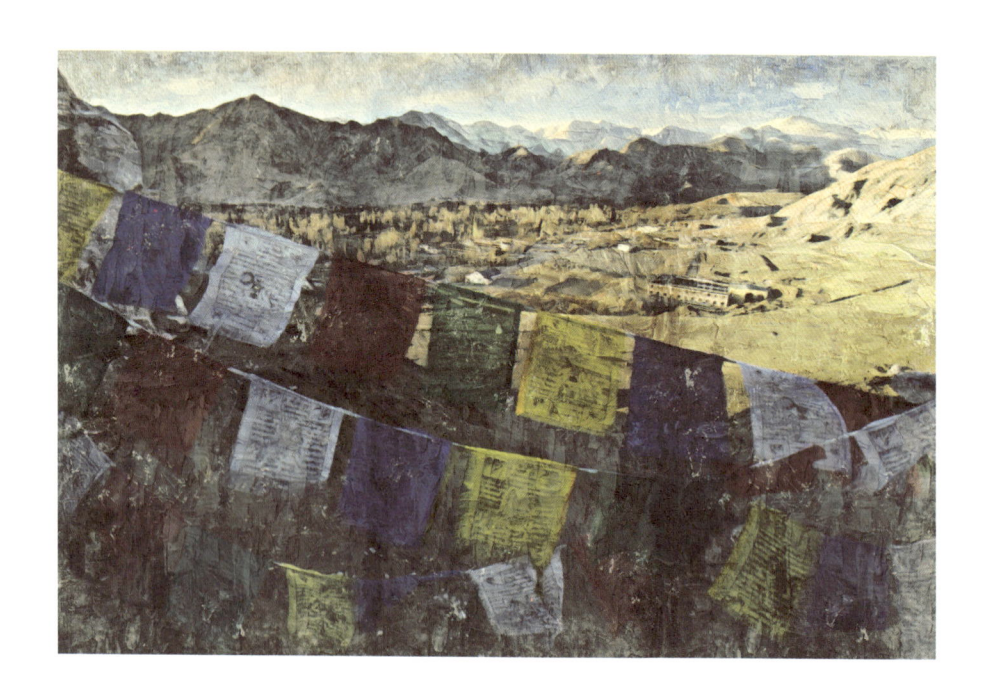

參考資料

Art Therapy Journal. "The History of Art Therapy." Accessed November 14, 2019. www.arttherapyjournal.org/art-therapy-history.html

GoodTherapy. "Art Therapy." Accessed November 14, 2019. www.goodtherapy.org/learn-about-therapy/types/art-therapy.

Kaimal, Girija, Kendra Ray, and Juan Muniz. "Reduction of Cortisol Levels and Participants' Responses Following Art Making." Art Therapy 33, 2 (2016): 74–80. www.ncbi.nlm.nih.gov/pmc/articles/PMC5004743/

National Institute of Mental Health. Accessed November 14, 2019. www.nimh.nih.gov/health/topics/depression/index.shtml

Rosal, Marcia L. Cognitive-Behavioral Art Therapy. New York: Routledge, 2018.

Tolle, Eckhart. A New Earth: Awakening to Your Life's Purpose. New York: Penguin Books, 2005.

UCLA Mindful Awareness Research Center. Accessed November 14, 2019. www.uclahealth.org/marc/research

國家圖書館出版品預行編目 (CIP) 資料

修復情緒的 100 個創作練習：把壓力、焦慮、惶恐、不安轉交給藝術，卸下傷痛，撫慰身心 / 莉亞．古茲曼 (Leah Guzman) 著；洪慈敏譯. -- 初版. -- 新北市：奇点出版：遠足文化發行, 2020.12
　　面；　公分
譯自：Essential art therapy exercises : effective techniques to manage anxiety,depression,and PTSD.
ISBN 978-986-98941-4-2 (平裝)

1. 藝術治療

418.986　　　　　　　　　　　　　　　　　　109016193

art 練習 002

修復情緒的 100 個創作練習

把壓力、焦慮、惶恐、不安轉交給藝術，卸下傷痛，撫慰身心

Essential Art Therapy Exercises:
Effective Techniques to Manage Anxiety, Depression, and PTSD

作　　者：莉亞・古茲曼（Leah Guzman）	印　　製：凱林彩印股份有限公司
譯　　者：洪慈敏	初版首刷：2020 年 12 月
主　　編：周書宇	初版 8 刷：2023 年 8 月
封面設計：比比司設計工作室	
內文設計：比比司設計工作室	有著作權　侵害必究
內文排版：菩薩蠻數位文化有限公司	
印　　務：黃禮賢、李孟儒	【特別聲明】
	有關本書中的言論內容，不代表本公司 / 出版集團之立場與意見，文責由作者自行承擔。
出版總監：黃文慧	
行銷總監：祝子慧	歡迎團體訂購，另有優惠，
行銷企劃：林彥伶、朱妍靜	請洽業務部（02）22181417 分機 1124
出　　版：奇点出版‧遠足文化事業股份有限公司	
發行平台：遠足文化事業股份有限公司（讀書共和國出版集團）	
地址：231 新北市新店區民權路 108-3 號 8 樓	
電話：（02）2218-1417	
傳真：（02）2218-8057	
電子信箱：service@bookrep.com.tw	
網址：www.bookrep.com.tw	
郵撥帳號：19504465 遠足文化事業股份有限公司	
客服專線：0800-221-029	
法律顧問：華洋法律事務所 蘇文生律師	

Text © 2020 Callisto Media
All rights reserved.
First published in English by Rockridge Press, a Callisto Media Inc. imprint
This edition published by arrangement with Rockridge Press, a Callisto Media Inc. imprint through The PaiSha Agency.
Complex Chinese Translation Rights ©SINGULARITY PUBLISHING, AN IMPRINT OF WALKERS CULTURAL ENTERPRISE LTD., 2020.